新自然主義

心靈夜歸人的深夜食堂

貓頭鷹診所

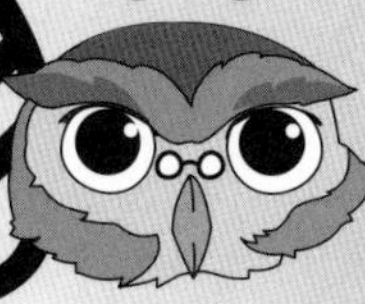

片上徹也──著　羊主恩──譯

第1章

「只有夜晚看診的精神科診所」就在這裡

第2章 為何要開「只有夜晚看診的精神科診所」？

第3章 為何堅持經營「只有夜晚看診的精神科診所」？

第4章 「只有夜晚看診的精神科診所」的診療情景

第5章

來「只有夜晚看診的精神科診所」就醫的病人們

第6章 不讓心生病的自我守護方法

第7章 今後的挑戰

推薦序1

一本寫給精神科治療者及患者的好書

很榮幸接到出版社的邀約，讓我有機會提供個人對《貓頭鷹診所》這本書的推薦。

厚臉皮來看，自覺和作者片上徹也醫師有些共通點，除了診所地點的選擇（盡量避人耳目）外。以醫療專業來看，作者對精神科診療，不僅有熱情，還有自己的堅持，這也不禁讓我想起過去還在區域醫院擔任精神科主治醫師時的點點滴滴。

一般醫療院所的精神門診以及住院的診療與改善方式，必須遷就客觀的條件，醫師在看診時能給每位看診患者或接受資訊的人多少時間？這是最簡單的除法，一個診次時間若有三小時，一百八十分鐘，有三十位患者掛號，平均每人次為六分鐘，即使有心想要和醫師多點時間諮詢，所能分配到的也極為有限。就如同本地一位醫學中心的精神科資深教授在不同演講的場合，不斷提到他讓患者願意回診的關鍵，在於每個患者都擁有大牌教授耐心傾聽他們五分鐘的權利。但對許多到精神科求診的患者，只是傾聽五至十分鐘，是遠遠不夠的。

精神科強調的完整治療面向，最好能包含生物、心理、社會，甚至是職能等各方面的評估與處置，治療過程中，給當事人足夠時間是最基本的，如果時間都不夠，遑談專業評估與處置。

我在二〇〇〇年成為精神科專科醫師後，深感精神科的診療，不應只是拿藥及簡短的會談而已，因此常自己另外私底下和患者約時間，嘗試以藥物以外的治療來幫助當事人認清自己精神狀況源頭，學習如何面對以及透過認知及生活改善技術來幫助當事人，不再為相關的狀況所困，減少甚至擺脫藥物依賴。

收穫最大的，不只是患者，同時讓自己更有動力學習，而當事人因根本改善而喜悅的感染，更提供醫者源源不絕的治療動力與熱情，這是常規作業化醫療模式難以達到的。

《貓頭鷹診所》的片上醫師即使認知無法單靠這樣的治療模式養活自己，但仍願意花時間與精力來幫助患者，最大的支撐動力靠的是專業的自我救贖與患者回饋的成就感。

這本書是對精神科治療者及患者的雙向邀約，請有心的人一起來了解及分享精神科治療的甘苦，請細細品味。

光能身心診所院長
鄭光男

鄭院長臉書

鄭院長部落格

推薦序2

「貓頭鷹診所」是精神科的深夜食堂

「心理師，我喔，憂鬱症二十多年了……」六十多歲婦人在心理諮詢的社區駐點開場詞，帶著疲態、神情沮喪，說是護士邀她來的。婦人不懂什麼是諮商，以為來看病，她描述了好幾條身心症狀，期待在典型醫病模式裡得到處方，護士則相反，以為諮商很神奇，把人送來就可以讓她想開一點。

心理諮商不是這樣，心理師不是看病，是看「人」。

我對人有個假設，他們出生時並沒有憂鬱症，他們童年時應也對世界充滿好奇和興奮的吧！那麼，是什麼讓她變成眼前這位了無生趣的人？成長過程怎麼了、性格本來是什麼、經歷了什麼又克服了什麼……我想了解這個人的生命史「她是怎麼成為她現在的樣子呢？」這個前提一出現，想解惑與同理的問題就會湧泉而出。

心理諮商的過程是在「認識一個人」，而「傾聽他的故事」本身就有療效。

精神病是壓縮的名詞，是人的內在狀態，包含生理面和心理面，被巨大矛盾與衝突淹沒，又無法解決，必須逃避現實所產生的結果，但絕對不是「瘋子」。

精神病人為了生存，會繼續以各種間接方式，跟外來的、內在的負面形象作戰，常顧不了社會常規，旁人才會覺得他怪怪的。沒有人想要生病，每個人或多或少都會經歷這狀態，當一段感情讓你又愛又恨卻也離不開時，不正也在瘋狂的線上擺盪，當局者迷。但好險，那時有人拉了一把，因此回到現在。

心理師也是那個拉你一把的人，是協同作戰的神隊友，生病療癒、沒病強心，可惜社會認知不夠，多數人還是以為來心理諮商就是生病了。

台灣沒有心理醫師，分工上精神科醫師主要是藥物治療，諮商及臨床心理師則主談話治療。《貓頭鷹診所》作者為日本的精神科醫生，能同時談話也給藥物，書裡將「精神醫療」概念普同化，人們心靈感冒及暫時喪失的功能源自現代社會壓力，因此求診也是很自然的事。

《貓頭鷹診所》只開晚上，有各階層人們遇見困境與新希望的故事，是精神科的深夜食堂，分享日常裡的職場欺凌、原生家庭議題、感情問題……。台灣可用健保看診醫院精神科及身心診所，各縣政府也有心理衛生中心免費諮詢，當越明白心理諮商是怎麼回事時，人們就會增加看診的勇氣，期待大家都能照顧自己心中最軟的那一塊。

諮商心理師

林仁廷

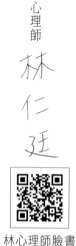

林心理師臉書

推薦序3

「貓頭鷹診所」像燈塔，拯救需要被聽見的人們

對我來說，精神疾病並不陌生。我的親人們被困在這樣的疾病已久，有人被放逐在家裡某個角落，有人則是以憤慨和怨恨來回應所有關心，不僅他們陷於黑暗深淵之中，就連身為家人的我們也同樣痛苦不已。

小時候，我所認識的精神疾病者，時常被歸類於「這個人一定是想太多」、「這個人的抗壓性一定很低」、「這個人一定不夠堅強」、「這個人一定怪怪的」、「這個人是不是卡到陰了」等等負面的標籤。

因為不瞭解，大家對於精神疾病者通常抱持著害怕或恐懼的態度，加上有太多的偏見和誤解，自然不會想到這是一種疾病，應該要去看醫生。即使病情嚴重，唯一能援助的旁人在長久折磨下，最後也只剩鴕

鳥心態，不是眼不見為淨，不然就是假裝這是一種正常的狀況……。

直至醫學日漸進步，才發現一直被魔化的精神疾病，其實是腦部出了一些狀況，才會讓一個人變成另外一個人，也因為現今社會壓力過於巨大，精神疾病就像是感冒，是一種每個人都有可能會罹患的疾病。

真心感謝片上醫師將這段獨特的經歷寫成了書，讓我看見了精神疾病者的內心世界，原來是經歷了這樣的過去，才有那樣的歷程，而他／她們只能用這些方式來忘卻那些存在已久的痛苦。

《貓頭鷹診所》的存在，像是一座燈塔，拯救了好多好多需要被聽見的人們，最讓我感動的是，這些人在片上醫師的幫助下，不管花了多少的時間，仍然願意相信自己，相信片上醫師，努力爬出那幽暗的深谷。

透過這些真實故事的分享，我才得以想像那些被困於精神疾病的親人們可能需要怎樣的幫助？我時常說：「我們都一樣生了病，癌症要治療，心病了也是要治療，一定會慢慢好的。」

只是，我的親人們罹患精神疾病多年，至今仍不願意接受治療，我們就算心急如焚，也只能等待，深怕那份關心，無形中成為了壓力，反而讓他們再次封閉了起來。

每個人都得面對自己的生命課題，不管是好是壞，這段獨一無二的歷程將讓我們變的更強大。我也相信，不管是什麼疾病，病識感是康復的重要關鍵。我真心希望親人們也能像書中的主角們一樣，有足夠的勇氣來面對生病的事實，同時也能遇見像片上醫師一樣的好醫生，帶領他們走上康復之路。

如果，您是精神疾病者的家屬，或是對精神疾病感到好奇的朋友，這本書可以讓您看見精神疾病者所感受到的真實，同時也會幫助您在漫長照護路上走的更堅定！

《罹癌，是我生命中的禮物》暢銷書作者

林珮瑜

林珮瑜臉書

前言

歡迎來到貓頭鷹診所

大阪南區（MINAMI），為關西地區首屈一指、眾所皆知的繁華街市。當中有「西方原宿」之稱的心齋橋與美國村。這裡是時尚、美食、音樂及藝術等各種文化的發源地，是個深受關西年輕族群喜愛、令人引以為傲的區域。

不論白天或晚上，
猶如被磁鐵吸引來一般，
是個人潮聚集的繁盛區域。

位於此區一隅，就在復古懷舊的綜合大廈中，
有一間「只有夜診的精神科診所」。

人們每天晚上前往的這間精神科診所，
名稱取自只在夜晚活動的貓頭鷹（OWL）。

這裡的病患含括一般上班族、單親媽媽、尼特族、繭居族、服飾店店員、偶像、酒店小姐、性工作者，有時甚至還有醫師……。

每個來貓頭鷹診所的病患們病症各有所異，卻有「難以生存」「沒有歸宿」「無法與人商量」等相同的內心黑暗面。

晚上九點，是貓頭鷹診所開始看診的時間。

今天第一個病患是個十幾歲的女大學生。

她的母親一有機會就會罵她「要是沒生下妳就好了」，她就這樣長期遭受這種無情的言語攻擊至今。

每當被母親惡待，她就會割腕自殘，因著討厭自己而更加把自己逼入絕境，最後只能在「負面漩渦」中打轉。

今天會再來，也是因為前幾天又割腕的緣故。

我直接與她本人面對面，用心傾聽她的難處，

診療結束時，她嶄露些許的笑容說：「醫生，謝謝您。」

然後就回家了。

有句話說，光源愈是明亮，所呈現出來的影子就愈黑暗。

這裡是大阪南區的美國村。

在這光輝燦爛的市街正中央，
今晚仍有心靈深邃黑暗的人敲響了貓頭鷹診所的大門……。

第1章

只有夜晚看診的精神科診所
就在這裡

現今是任何人都會得到「心靈感冒」的時代

現今有憂鬱症的人真的很多。所謂憂鬱症，是指在職場上或家庭生活中，隨著壓力的累積，逐漸產生憂鬱情緒，並對任何事提不起勁的狀態持續長達一段時間的心理疾病。據說，在日本，每十五人當中就有一人曾經罹患憂鬱症。而患者年齡愈來愈年輕化，更是被視為問題。

事實上，來到貓頭鷹診所求診的憂鬱症患者壓倒性地多，幾乎占了全體病患的一半。

這些憂鬱症患者有著各式各樣的身分，有待業中、尚無工作的失業族群、於工地、工廠工作的作業員、製藥公司的業務、資訊技術公司的社長、SM女郎（Sadism Masochism，一種進行虐待與被虐的性愛遊戲）以及護士等等。

此外，特別是那些過度忙碌的學校老師，罹患憂鬱症的病例也不斷增加中。

過去，曾有小學校長陪同年紀大約三十幾歲的老師前來就診。經過診斷，確診是憂鬱症後，不得已只能讓她暫時先停職。

作為治療的一個環節，我曾拜託校長不要讓老師加班，但仍無法不加班。這位老師在工作超量的情況下，已經無法跟學生建立良好的互動關係，來自家長們的投訴也增多，最後身心俱疲，終於再也無法去學校教課了。

話說回來，貓頭鷹診所也有LGBT（LGBT是四個英文字字首的組合，L是Lesbian，女同性戀者；G是Gay，男同性戀者；B是Bisexual，雙性戀者；而T是Transgender，跨性別者。LGBT是目前對於非異性戀者的通稱）族群的患者。

LGB可稱為性向上的問題，但T（Transgender，跨性別者）卻是靈魂與身體的性別不一致，屬於大腦與身體的性別認知相異，或許是腦部功能方面的問題也不一定。

無論哪一種，要在一般社會中生活，應該都蠻辛苦的。因為感到內疚自責，而發展成憂鬱症的案例也不在少數。

關於LGBT，曾經有位女高中生有以下情形。陪同這位女高中生一同前來的媽媽表示，女兒最主要的煩惱是「閉門不出、拒絕去學校上課」。

我心想：「與其說是令嬡的煩惱，不如說是您自身的煩惱吧？」於是，我盡可能地嘗試與本人進行對話。

年紀尚輕的她，似乎對於自己的想法及情緒無法順暢表達，剛開始完全不跟我說話。後來，在耐心陪談的過程中，得知她正為「性向問題」煩惱。喜歡上同性同學的情感強大到自己無法控制，這份不安的情緒就變成「不要靠近那裡（學校）」，才產生拒絕上學的行為。

現今是無論何人、在何種情況下罹患憂鬱症都不稀奇的時代。如同憂鬱症被稱為「心靈感冒」般，是一種每個人都很容易得到的疾病。
我希望各位能先有這層認知。

貓頭鷹診所是無處可去之人喘息的出口

到貓頭鷹診所求診的病患當中，渴望彼此能像朋友一樣聊天而主動尋求交流的人不在少數。身心俱疲的患者，很難與身邊周遭的人交談，通常都很「孤獨」。

因此，貓頭鷹診所非常注重當這些病患來就診時，能否提供他們一個滿有「歡笑」的環境。

明明是「精神科」，卻要有「歡笑」，或許會讓人感到有些意外，但我希望病人來到診所時，能夠在與我或工作人員的聊天當中，多少獲得開心的感覺。在此若能自然地交談、有說有笑，就能成為職場或家庭生活中對話交流的突破口。

本院雖是採用完全預約制的看診方式，卻沒有設置候診室，只有在直通診療室的細長走廊上設置座椅而已。因此，工作人員與病患的對話場所，就只有櫃台。

工作人員之間自然不做作的閒聊，就跟相聲沒兩樣，這樣就會把等候看診的病患牽連進來，因此經常發生令人大爆笑的情況。如此情景肯定能夠放鬆、療癒病患的情緒。

當然，也有那種打從一開始就不能敞開心、一同歡笑的重症患者。但隨著逐步治療，漸漸地就能與工作人員聊天了。之後，能夠見到病患笑顏逐開的情景就會逐漸增多，當我看見那些終於能夠與工作人員一同大聲歡笑的病患，我與工作人員都打從內心感到無比的喜悅。

人生絕對不能沒有「歡笑」。不論是哪種疾病，歡笑能夠提高免疫力、有效幫助治療。

雖然在精神與肉體上都極為痛苦時可能笑不出來，但我在看診時，會請病患就算只是稍微笑一笑也好，笑一笑，然後幫助他們想起能夠打起精神的美好回憶。

前幾天，發生了讓人不禁打從心底感到滿足而微笑的開心事。

貓頭鷹診所有一位為了治療憂鬱症而前來就診的女性患者。某一天，她對我說：「我的工作需要實習，為了能夠獲得容易聽清楚老師教課在講什麼的位置，請幫我的重聽老毛病開立診斷證明書。」

她的左耳因為流行性腮腺炎（Mumps）的關係，從小就重聽，我不是耳鼻喉專科，但我還是幫她開立證明，也幫她做了「聽力檢查」。

我先在她的左耳以「十分貝」的聲量輕聲講話，再對她的右耳用「一千分貝」的聲量大聲喊話，結果被她怒罵「吵死了！」這一連串的行為實在太搞笑了，不只我笑了，她也覺得超好笑。

雖然這只是一些微不足道的小事，但對這些病患來說，也是平凡無奇的生活當中，重要的一景。從「我能笑了」開始，進而對自己產生自信。

正因為我們是容易讓人感到陰鬱黑暗的精神科，所以常懷喜樂的心才更顯得重要。

診所給人的氛圍，就像學生時代的社團

「精神科」與「歡笑」，在形象上是否難以產生連結呢？

在本院工作的員工，年齡都落在三十歲左右非常年輕，而且都是非常有趣的人。截至二〇一九年七月止，本院共有十八名員工。其中有我與事務員共四位、護士共五位以及臨床心理師共八位。

我的員工跟我一樣，對什麼都感到很有興趣。不怕各位誤解，這裡就像學生時代玩社團時的氛圍。

按照慣例，若當天看診提早結束，大家都會一起去吃飯，用餐時也時常會被店員說我們看起來「感情好好又快樂」。

不限於工作，無論做什麼只要不開心就無法持續下去。因此我也跟員工說：「只要覺得不開心，馬上就可提離職不用客氣。」

話雖如此，員工離職對我而言其實是個很大的風險，因此我才將診所打造成一個員工們都能開心工作、有社團氛圍的工作環境。

我的員工跟我一樣，白天都還有其他工作，下班後才來這裡上班。舉例來說，護士們白天都是從事醫療相關工作，而事務員則是在一般公司上班。

關於選擇員工方面，基本上是由我決定要錄取哪些員工。在我的朋友圈中，如果有讓我覺得適合在這裡工作的人，就會去挖角過來。另外就是透過介紹，像是員工的朋友、朋友的朋友等等……，藉由人脈引介來到貓頭鷹診所工作。

承蒙關照，至今尚未有人離職。頂多只有剛開業時，前來實習的臨床心理學研究生因為找到其他正職工作而離職而已。離職率為零，實在非常感恩。

白天有其他正職工作，把來這裡工作當作副業，可能也是讓我們彼此間能夠相處融洽的重要原因吧。

每天都有不同的心理諮商師提供諮商服務

貓頭鷹診所有由我或臨床心理師所提供的心理諮商服務。詳細內容後面會提，精神科非常重視心理諮商，對於那些飽受心理疾病痛苦的病患來說，這是不依賴藥物，就能恢復健康生活的方法。

正常來講，小診所裡的專職心理諮商師通常只會有一位，頂多兩位。但是，我們診所卻有八位心理諮商師以每日輪替的方式提供諮商的服務。

採用這樣的體制是有原因的。

首先，是不想讓人承擔專職的風險。這裡的優點是，我與員工總計十八人以社團活動的氛圍在經營，若將諮商的工作放在特定的某一位身上，樂趣肯定減少。

貓頭鷹診所的看診氛圍會隨著每日輪替的心理諮商師而改變，相對地，工作情緒也會不一樣。

若要老實說，其實很大的原因是，我無法支付只靠夜晚短短幾小時的工作時數，就足以賺得負擔全部生活費的薪水。

當然，這對前來諮商的病患還是有好處的。這樣的體制能夠滿足那些「希望由女醫師看診」「想要年齡相近的醫師看診」的病患需求。若是一開始就覺得和看診的心理諮商師合不來，就能另擇他日，改由其他醫師看診。事實上，確實有許多病患覺得「面對男醫師很難敞開心，但對女醫師就比較好聊」而選擇和自己合得來的心理諮商師。

說我是「搞怪醫生」就是在稱讚我

同事們都說我是個「怪人」（不是變態）。我想病患們應該也覺得我是個「奇怪的醫生」吧！最近，我終於了解「奇怪」這個詞彙不單只是個貶義詞，似乎也含有褒獎的意思。

舉例來說，以前的精神科醫師，有些在看診時都會擺出我是醫師的架子。我不會給人這種感覺，而是跟病患「站在對等的立場」進行診療。雖然我的理念是想要「幫助在職場上打拚的族群和年輕人」，但決不是那種只要對著理想火熱燃燒、有勇無謀地胡亂爆衝就好的類型。

論到我在大家心目中的形象，或許有人會以為我就像是《夜巡老師》（sanctuary 出版，小學館文庫）裡那位水谷修先生般，給人「由我來拯救夜晚的年輕人吧！」這種英雄形象。

等到實際與我見面後，反而會因為落差太大而嚇一跳。畢竟我是那種會泰然自若地開朗表明「開心最重要」的醫生。

我們診所的臨床心理師佐佐木蔣人醫生對我這樣評價：

「『不像精神科醫生』正是片上醫生的優點。非常地積極，對任何事都感到很有興趣，而且很想嘗試，這一點蠻有趣的。姑且不論貓頭鷹診所是否要繼續開下去，總之是個很有挑戰精神及生命力的人。」

這是在誇獎我沒錯吧？不管如何，只要有讓他覺得與我共事是一件很有趣的事就好。

因著看診，我發現不少因罹患憂鬱症而來貓頭鷹診所就診的上班族，情感上幾乎都很悲壯且充滿絕望。因為他們無論在職場上遭受到多麼過分的職權霸凌，或者業績目標再怎麼難以達成，仍會有「如果被公司開除了，我就無處可去了」的想法。

害怕自己的存在意義及存在價值就此消失，「如果不是〇〇就不行！」「應該要△△才對！」無形之中被這些「不得不的思想」所綑綁，最後無論是精神或身體都被逼入絕境。

如果大家都能像貓頭鷹診所的工作人員一樣，同時擁有好幾份工作，雖說每份工作也有該負的責任，但若能以社團活動的氛圍快樂工作，並有「如果這裡不適合，還有其他地方可選擇」的認知就好了。

因此，我認為大家來貓頭鷹診所就診時，若能察覺到這一點，進而成為轉變的契機就好了，這就是我每天勤而不懈看診的目的。

如果能把工作看得輕鬆一點，罹患憂鬱症的上班族應該會減少才對。

這不是理想論，我是真心如此相信。

藉由看診，同步體驗病患的人生

不知各位是否聽過「外科手術如同藝術」這句話？靈巧地運用手指，如同創作雕刻品一般，不留下一絲傷痕而將作品完成，被譽為藝術實在當之無愧，用來比喻也淺顯易懂。

不過，我認為不進行外科手術的精神科，其實也有它藝術性的一面。

「病人（顧客）生病或出現症狀（主題），再由醫師根據他們的症狀或情況判斷病名，最後開出處方箋（設計）」看似簡單卻很深奧。

每個病患的成長背景（backbone）都不相同。除了目前的身體狀況外，病患的成長歷程、距今為止的生活方式、思考模式以及現在的生活環境、工作、家人和親友等，精神科醫師問診的時候，都必須仔細聆聽。

這就像設計師或創作者必須精確了解顧客對作品的期望，才能產出作品。其過程可說是非常相似。我身為精神科醫師，可說是藉由看診，同步感受了病患的人生。

關於這點，曾有人問我：「這樣不會覺得很痛苦嗎？」說不痛苦是騙人的。但是，如果無法同理病患的苦痛，就不能稱作精神科醫師了。

當然，我想其他科的醫生，應該也都是陪伴著病人進行療程。雖然不可能百分百了解病人，但我希望藉由陪伴，盡可能地減輕病人心理的痛苦。

解開錯綜複雜的心結

充滿壓力的現代社會，病人的心理疾病是結合各種複雜的因素所造成，幾乎都很棘手。

為了解開錯綜複雜的心結，要先將心裡面的東西整理好，然後和病人一起構思對他而言最好的故事。從這樣一連串的作業程序看來，精神科醫師與小說家所做的工作似乎也有相近的部分。

精神科醫師雖然無法像服裝設計師一樣設計衣服，也無法像遊戲設計師一樣設計遊戲，但藉由聆聽病患的難處而衍生出來的人生故事，不也足以稱作是一部作品嗎？

以上所述，是我與病患相處時所得到的領悟。

陪伴病人面對治療，院內員工也與我同行，我很享受這種類似小說家或設計師的工作。

我想創作出病人的快樂結局，想用笑臉送他們出門。這個初衷始終不變。

第 2 章

為何要開只有夜晚看診的精神科診所？

想要拯救大量的「就醫難民」

把夜間診所開在大阪南區的美國村這種熱鬧區域，大家都嚇了一跳。為何我要開這間診所呢？我重新說明一下。

我之所以會開貓頭鷹診所，是想幫助白天必須工作的民眾。常有人講，現在的日本人實在太忙碌了。那些終日都在工作的人，為了不讓周遭的人擔心，即使身體累壞、內心再痛苦，都不會休息，也沒有去醫院的餘裕和時間。即使想去看醫生，下班後還有開的醫院實在太少了。這種「就醫難民」肯定很多……。

「如果有開到很晚的醫院，會有多方便啊！」這個想法從我高中以當上醫生為目標時就有了。

選擇開在美國村，是因為這裡是年輕人文化的蛋黃區。既然被稱為「年輕人的聖地」，那年輕人肯定會來。

我身為精神科醫師，特別想要接觸年輕族群。為什麼呢？因為年輕人的人生還很長。如果他們有心靈上的問題，藉由及早接觸他們，就能及早治療，進而讓他們之後的人生都變得有意義。在年輕人聚集的地方有精神科診所的話，等於給了他們一個提早康復的契機。

對一個國家來說，這裡的年輕人罹患心理疾病而無法工作，無非是莫大的損失。

如果能夠讓健康而且有工作意願的年輕人變多，這份工作就有價值。我想成為那些努力工作的人的助力，這是我開診所最大的動機。況且，年紀愈輕的人愈不想讓人知道自己在看精神科，因為他們大多數都認為，如果看精神科的事曝光的話，別人就會對他們產生不好的印象。

為此，我才故意把診所開在外表毫不起眼、不用顧慮他人眼光就能過來的綜合大廈裡。

把診所開在有二手服飾店及二手遊戲店進駐的大廈裡，重點是希望病人不管是來的時候或回去的時候，都不會碰到別人。

貓頭鷹診所位於三樓像迷宮般綿長走廊的盡頭。來的時候搭電梯上樓，電梯開門往左邊（或是往右邊）的走廊直走到底；回去的時候再從反方向繞走廊走一圈到電梯口搭電梯回去。

降低去看精神科的心理門檻

由於我們是「夜晚的精神科診所」，主要來就診的病患都是以上班族或做白天工作的人為中心，不過基於地域文化，也滿常看見酒店小姐或色情行業工作者。

貓頭鷹診所的病患平均年齡落在三十歲左右，其中女性占七成。

每個病人都說：「有看夜診的精神科診所只有你們這裡……」這正是

貓頭鷹診所的賣點。

我們把重點放在就算下班很晚還是能夠過來。雖說大阪也有許多醫院，但除了急救醫院外，開到晚上十一點的醫院實在很少，何況還是一間精神科診所，在日本可說是相當稀少。

貓頭鷹診所附設內科與皮膚科，但主要還是以精神科為主。其中精神科的病患占了八成。人類想要健康地活下去，不僅身體，保持心理上的健康也很重要。這是一般常識。

診所的心理疾病患者年齡大多落在二十幾歲到四十幾歲之間，屬於精力充沛的世代。貓頭鷹診所雖然只是一間小小的診所，但我覺得我們是作為這些病患的「避難所」而存在。

原本心理有疾病的人本身就抗拒去看精神科，除了那些不想面對確診、承受冠上具體病名的打擊的人以外，想去看病卻無法去看的人應該也不少。

不過，我們診所附有內科和皮膚科，也有因為感冒或美容目的前來的患者，因此不會被人發現是來看精神科。

貓頭鷹診所為了顧及病人隱私，無論是看診時間、地點，以及附設心理諮商室等，都是為了盡可能降低看精神科門檻所做的努力。

話說回來，最近診所內的外國病人變多了。有許多來自不同國家的病人，像是美國、歐洲以及亞洲等，也經常能夠看到英文老師或在飯店工作的人。

跟日本人相比，外國人為了「維護心理健康」而看精神科的心理門檻較低，不如說，他們認為來看精神科，反而能夠達到「自我啟發」。

「我該不會有憂鬱症吧？」如果您有這個疑慮，請立刻來看醫生。

為了能像歐美國家一樣放鬆心情地來看精神科，我認為有必要降低看精神科的心理門檻。

我喜歡人，所以選擇精神科

我原本就決定「既然要當醫生，就當精神科醫生」。之所以把志願設定在精神科，是受到和田秀樹醫師※（精神科醫師）的著作啟發。

看了書之後，除了覺得精神科醫師是一份很值得去做的工作以外，更重要的是，比起觀看癌細胞、血壓或血糖值，我更樂於直接和人類接觸、觀察人類（看診）。

能夠做到了解病人的成長歷程、個性、距今如何生活，並陪伴他們思考從今以後該如何生存下去的，只有精神科了。

※日本知名精神科醫師。一九六〇年生於大阪，東京大學醫學系畢業。現為國際醫療福祉大學研究所教授、川崎幸醫院精神科顧問、一橋大學經濟系兼任講師、和田秀樹身心診所院長。著有《良醫才敢揭發的醫療真相》、《原來，寬鬆一點也無妨》、《解決所有煩惱的9種靈活思考》等多部作品。

基本上，我很喜歡人們，無論是陪談或傾聽都不覺得辛苦，可能因為我本身就是個怕孤單的人吧！

從以前我就不喜歡自己一個人，喜歡跟大家一起狂歡。在我的字典裡找不到「怕生」兩字，完全能夠跟陌生人攀談。突然親近別人或許會讓人反感，但我不介意有人因此對我反感。

從我以當上精神科醫師為目標時，就認為好好花時間仔細聆聽每一位病患的心情和情況，是精神科治療的基本功。

至今這個想法也不曾改變。後面會提到，來到貓頭鷹診所，初診我會看一小時，後來即使是複診也會足足花上半小時，就是基於上述的理念。

一般去醫院就診，大多都給人等待的時間過長，而看診的時間卻很短的印象吧？時常都是等了好幾個小時，終於輪到自己的時候，卻只有短短三分鐘就結束了。

為了能夠服務更多的病患，醫療現場必須很有效率，但若過於注重效率，看診時間就會縮短。這一點，就是為何我們要逆向操作的原因。

先有白天的人前一張臉，才會有夜晚的另一張臉

若對每個病人都花上相當的時間陪伴，效率當然很差，自然就無法期望能有什麼收益。但是，若被眼前的利益所束縛，就無法把精神科的診療工作做好。

因此我只好身兼兩職，白天和夜晚各有一份工作。正因為我有一份來自白天在醫院工作的收入，才能持續經營晚上的貓頭鷹診所。

現在除了貓頭鷹診所以外，我在兵庫縣加古川市的東加古川診所擔任主治醫師，工作時間為早上九點到晚上五點。早上七點半從大阪的家

裡出發，搭單程約需一個半小時的特急「白兔號列車」去醫院上班，來回大約要花上三小時，屬於遠距離通勤。

雖說到東加古川醫院上班，主要是醫師朋友間的邀請，但我是著眼於在大醫院工作，對我的資歷會有加分的作用。

此外，東加古川醫院的精神科，以專科醫院來講，有超過八十年以上的歷史，這是國內少數在歷史方面能夠引以為傲的醫院。院內的床位有四百張以上，幾乎占了九成。

我在這間醫院的工作，基本上是治療住院中的病人。以主治醫師的身分負責大約四十位左右的病人，當中以六十幾歲到七十幾歲的年長者為中心，患有失智症的長輩不在少數。那些曾經住過養老院，因為遊走、大鬧、有嚴重幻覺或幻想症的人就會被送過來。

然後會再根據每天的情況，中午前負責看門診病患。吃完中餐，午睡差不多一個小時。如果不稍作休息，身體真的負荷不了。之後，大概下午兩點開始巡查住院病人的病房。

白天在醫院的工作是學習的寶庫

東加古川醫院與貓頭鷹診所最大的不同，就是他們接受重症患者住院。

會住進精神病院的人，基本上已經無法正常過生活。會突然大吼大叫的人無法在社會上工作；會自殘、傷害別人的人則無法讓他們獨自一人生活；有嚴重幻覺或妄想症的人，也很難在正常社會上生活。

這類型的人若處在刺激過多的環境下，情緒容易變得不穩定，建議要住院才好。

以往聽到精神科醫院，都會給人「骯髒、惡臭、恐怖」的不良印象。即使到了現在，某些醫院仍然充斥著封閉的氛圍也不稀奇。但是，東加古川醫院卻不是這樣，他們有籃球場、室內足球場，此外，在醫院正前方的停車場上面還鋪有大面積的人工草皮當作操場，病人則在此進行職能治療（Occupational Therapy，簡稱 OT）。

比起被關進封閉的醫院，在這樣明亮、開放的空間進行治療，後續會恢復得比較良好，也較容易回歸社會。

在東加古川醫院住院的病人，都在規定的時間內起床，然後和其他病患一起運動（投接球等），這已經成為他們的習慣。這是基於「職能治療」的原則。

職能治療是根據病患所擁有的時間與空間，排入具體「事情」的一種治療方法。這是根據「人要是太閒就會產生心病」這項事實而來。

有在過正常生活的人，會有工作和照顧家人的「事情」可做。這是他們的生活意義與盼望，進而形成生活的動力。換句話說，「無事可做」是讓病情惡化的原因。

當然，不限於心理疾病，腰腿疼痛的人，若因為會痛而不活動，不用說，症狀自然無法好轉。

對我而言，在東加古川醫院工作的好處不僅止於收入。身為一名剛出茅蘆的精神科醫師，這裡還有許多我要學習的事。幸運的是，這間醫院有幾十個在精神科醫學中各個專業領域的專家，很容易就能取得最新的知識。

除此之外，也不能忽視能夠讓病患安心入院的住院環境。東加古川醫院是一間能夠讓我抬頭挺胸對病患說出：「來這裡住院吧！」的精神科醫院。實際上，我曾推薦兩位來貓頭鷹診所就診的病人去東加古川醫院住院。不用說，是由我來擔任這兩人的主治醫生。

白天我在大醫院擔任主治醫生，晚上再回到大阪的貓頭鷹診所看診，在體力上實在不是一件輕鬆的事，但有可以學習的環境就很值得感恩，想必在大醫院學到的東西，一定能夠運用在貓頭鷹診所。

希望診所成為病患的「夜晚守護神」

貓頭鷹診所的「OWL」即是貓頭鷹的意思。我想各位應該知道，貓頭鷹是一種夜行性動物，專門在夜晚活動。

此外，貓頭鷹的發音被轉用成「不勞苦」及「福來郎」。對日本人來說，貓頭鷹從以前就是一種很吉祥討喜的生物。

其實，貓頭鷹在世界各國都被當作是「森林的守護神」而被珍視。我就是知道這的典故，才將診所的名稱命名為貓頭鷹。這是希望貓頭鷹診所能夠成為病患的「夜晚守護神」。

只要覺得「咦？好像哪裡怪怪的，狀況好像有點差耶！」馬上就接受適切的治療，病情應該不會變得多嚴重。因著病情加遽，導致好幾年都無法回歸正常的社會生活而後悔莫及的人，能少一個是一個。為此，我想著那我究竟能幫上什麼忙，最後得到的答案就是開這間貓頭鷹診所。

自從貓頭鷹診所開業以來，已經過了整整五年，如同貓頭鷹的別名是「森林的守護神」，身為院長的我，不知從何時開始也被譽為「夜晚的守護神」了。

話雖如此，雖然現在一個晚上平均要看十五個病人左右，不過那也是現在才有的人數。剛開業的時候，有一段時間都是處於門可羅雀的狀態，通常一整晚都沒有半個病人來掛號，平均數值都在〇・七、〇・八人左右而已。

打從開業開始，就採完全預約制度，當沒有預約的病人衝進來時，還會嚇到說：「你是誰？來幹嘛的？」（現在想想，說對方「來幹嘛的」實在很失禮……。）

由於當時那樣的情況，所以剛開業的前幾個月，從櫃台掛號到看診，都只有我自己一個人包辦。

連護士和行政人員都沒有，但那時的目標是「只要一天有一位病患上門，我就開忘年會」。等到開業屆滿一年時，就達到一天一位病患的目標了。後來工作人員也增加了，大家也如願一起開了忘年會。

接下來，我們下一個目標是「如果一天有三位病患，就去『播重』開忘年會」。

在診所附近有一間專賣壽喜燒，叫做「播重」的老字號店鋪。對當時的我們來講，在那裡用餐是遙不可及的夢想。然而，在開業屆滿兩年時，我們就達成一天三位病患的目標，如同剛開始宣告的一般，真的和同事們一起到「播重」開忘年會了，這真的是一個很美好的回憶。

想讓更多的人知道

貓頭鷹診所開業之後，「只有夜診的精神科診所」逐漸廣為人知。幸運的是，也開始被媒體相繼報導。

二〇一六年到二〇一七年說是媒體之年也不為過。從大阪、關西電視台以及報紙開始，知名度擴及全國。知名度能夠瞬間攀升，媒體的力量功不可沒。

特別是在二〇一六年時，貓頭鷹診所被 NHK 大阪播放局所製作的地域情報節目《關西熱視線》介紹，不只大阪近郊，特地遠道而來的病患也增多了。

至今令我難以忘懷的是，有位年長的女性表示在「看了 NHK」後，特地從九州遠道而來，她睡在診所的大門口直到我們晚上開門看診。她一見到我，立刻衝上前來抓著我說：「醫生，請您救救我！」

我問她怎麼了，她便說：「我有幻覺，也有幻聽，好難受、好痛苦，不知道該怎麼辦。」看診時，她也不斷對幻覺做出回應，不是回答，就是與之交談。

這位年長的女性罹患的是典型的思覺失調症，最後是送到往東加古川醫院進行住院治療。雖然她是病情較嚴重的患者，但因為看了電視而產生「去看醫生吧」的勇氣，實在很感謝媒體的報導。

老實說，雖然我們已經被多家媒體報導，但診所還是沒賺大錢。當初開這間診所時就已經付出全部，卻一直呈現虧損的狀態，最近則是終於有些盈餘。

雖然聽起來像是在說漂亮話，但當初要開這間夜間診所時，就已經把「賺大錢」置之度外，所以因著被各大媒體報導，而讓更多人知道這間診所的存在，藉此能夠多救一個患有心理疾病卻無法就醫的人，我就心滿意足了。

第3章

為何堅持經營只有夜晚看診的精神科診所？

父母都是醫生，我重考一年考上醫學系

平時我都是早出晚歸，一天到晚埋首於工作之中，但是說到底，為什麼我要過這種生活呢？為什麼如此執著於貓頭鷹診所呢？

為了讓各位讀者了解其中緣由，我想先說說我自己的故事。

我是一九八四年七月三十日生於兵庫縣神戶市。父親是專科醫生，母親則是公共衛生醫生，他們至今也還在工作。

我出生於醫師家庭，從小很自然地就對醫院、疾病、健康等事情耳濡目染。

某天，我有機會造訪父親所任職的地區醫院。在這裡，貼心的事務員把事先冰好的罐裝啤酒放進值勤室的冰箱，但個性嚴格的父親從來不喝。當我看到穿著醫師白袍佇立在昏暗值勤室裡的父親，即便是年幼

的我也不禁打從心裡覺得「當醫生好帥啊！」

雖然我是家中長子，但父母親從沒要求我一定要成為醫生。反倒是我自己把「長大後一定要當上醫生」當作必然的目標。

其實我並沒有從小就立志要當精神科醫師。我是以當上醫生為目標就讀當地可直升高中的中學，然後在高中生時期，形成了「幫助在職者的夜間診所」的構想。

但是，在我高三的時候，發現當時的成績不可能考上醫學系，因此斷然放棄。後來雖然轉考建築學系，卻也沒考上……。

成為重考生的我痛下決心，在補習班拚命念書，結果成績突飛猛進，想著自己果然還是走上從醫之路了，就報考了奈良縣立的醫科大學，後來隔年就順利考上。

如果我應屆就考上建築學系的話，可能就和現在過著截然不同的人生吧。我是那種一旦迷上，就會徹底勇往直前的個性，或許現在已經成為一級建築師活躍於建築界吧。

把成為精神科醫生當作目標的醫學系時期，比起勤學苦讀，我更熱衷於網球和衝浪。當時還年輕，玩網球和衝浪很大的原因是想受女生歡迎，特別是有人說要是網球很厲害，絕對會很有女人緣，所以我就拚命練習，甚至練到教練都對我寄予厚望般厲害。雖然有點自誇，但我的確很受歡迎。

突如其來的大病，經歷十小時的大手術

醫學院畢業後，我開始在大阪府濟生會野江醫院（大阪市城東區）當實習醫生。然後，當我準備以一名精神科醫師獨立開業時，改變我生

命的命運之日突然造訪。

這一天是二〇一二年三月二十七日，差不多在實習剛結束，正在進行「幫助在職者的夜間診所」的開業準備工作時發生的事情。

那天，我們在朋友家圍爐喝酒，興致高昂開著「今年冬天最後一次的火鍋派對」。

「怎麼好像頭有點痛耶？一口氣把酒乾了可能會好喔。」然後我就舉杯把酒乾了，不久之後，我的後腦勺像是被金屬球棒打到一般，磅！一聲非常地痛。

而且不只一次，而是磅！磅！磅！連續擊打的劇痛。然後，我整個人就倒在隔壁朋友的腳邊。

我完全不知道自己發生了什麼事，之後的事情也都不記得。後來才知道我好像是瞬間就失去意識，是朋友堅決表示一定要保持我的呼吸道暢通。

真的是事出突然的突發狀況，應該也嚇到當時在場的所有人了吧！還好當時有心臟內科的實習醫生在場，真是不幸中的大幸。

我的病名是蜘蛛膜下出血，似乎我的體質天生就容易長腦動脈瘤，結果它在那天就破掉了。

聽說為了救我而進行了耗費十小時的大手術。在這件事之前我從沒生過什麼大病，人生中會發生什麼事真的難以預料。

而且，就這麼剛好在前一天我才接了一名蜘蛛膜下出血的緊急病患，怎麼今天就輪到我了呢？

我緊急住進神戶市立醫療中心中央市民醫院（神戶市中央區）。蜘蛛膜下出血有三成的致死率，再次出血的機率很高，而再次出血的存活率只剩一半。

我住院時也再度出血，幾乎要跌入「死亡深淵」，幸虧有腦神經外科部長坂井信幸醫生（曾被 NHK《Professional 工作的流派》介紹，在日本屬於頂級腦神經外科醫師）為我施行手術，我才撿回一條小命。

我運氣真的很好，感謝能夠活到現在。

從蜘蛛膜下出血歷劫生還

雖然保住一命，但死了大約六分之一的腦細胞。當我醒來，發現左半身沒有知覺時，真心覺得「啊，我完了」。

復健結束，身體幾乎能夠自由活動了，但跟一般健康正常的人比起來，仍然比較遲緩。至今我的左手也還是完全不能動。

我的左半身有麻痺和動作無法注意的後遺症，因此有「偏側空間忽視」（單側的空間認知孱弱、遲緩）的症狀。具體來說，就是我無法及時感知發生在身體左側的任何事情。

手術之後我就臥床養病，前後在神戶市立醫療中心中央市民醫院以及神戶復健醫院（神戶市北區）度過總計八個月的住院生活。

剛開始連靠自己的力量獨自站立都辦不到，完全充滿絕望。復健一個月後雖然能夠自行操縱輪椅活動，但並不是能夠隨心所欲自由操控的狀態，而是使用右手和右腳來操縱輪椅。

「就算無法恢復到原本的水準，我也要用自己的雙腳走路！」我鼓勵自己振作起來，然後拚命進行復健。

如果沒有朋友和夥伴的支持和加油打氣，我可能沒辦法恢復到能夠用自己的雙腳走路吧。為此，我由衷地感謝他們。

從我因蜘蛛膜下出血病倒後，約莫過了一年半，在努力復健之下，終於在二〇一三年十月於精神科醫院坂本醫院（大阪府東大坂市）以兼職醫師的身分復職。

住院時的我完全無法擁有正面開朗的情緒，但也因此能夠了解病人們的心情。等到自己真正同樣成為病人才能夠察覺到的事情多得跟山一樣高，身為醫生的我，這些都會成為我的資產（當然是病倒過了一段時間後才想到……）。

經常有人問我：「生病前和生病後，是否有產生什麼變化？」生活、行動方面倒是沒有那麼神經質地小心翼翼。只是至今仍然會定期接受檢查，看看有沒有再長出新的腦動脈瘤。

吃飯也跟普通人一樣，酒也照樣隨心所欲地暢飲，其他像是開始走路去上班，順便當作復健，只做自己能力範圍內可及的事。

基本上我是一個很自我的人，出院後，唯有一次在淋浴時，邊哭邊覺得「事情不該是這樣的……」。

但是，至今不能動的地方仍然無法動，說不方便也真的挺不方便，但也不會為了這些事每次都哭，倒是覺得「還能走路就很幸運了」。

當然有很多事情都讓我感到很不方便，但與其定睛於「辦不到的事」，不如聚焦在「辦得到的事」。

現在的我時常忘記自己身體上的障礙，或許是因為我把注意力都放在來貓頭鷹診所就醫的患者與診所的同事身上吧。

有一句話說「身體的障礙或許會造成不便，但並非不幸。」我深刻體會正是如此。

醫師看診是一件高強度體力的辛苦工作

歷經總計八個月的住院生活、拚命進行復健、以兼職的精神科醫師身分復職後，就開始準備貓頭鷹診所的開業作業。

從坂本醫院離職後，我曾在大阪府內的各種醫療機關工作。

其中有在屬性是精神科醫院的和泉丘醫院（大阪府和泉市）當主治醫師；以兼職醫師的身分在酒精依賴症專門醫院的小杉紀念醫院（當時屬於大阪府柏原市）負責酒精依賴症專門門診；於國立醫院機構大阪南醫療中心附屬大阪南看護學校（大阪府河內長野市）擔任兼職講師（精神醫學）；以及在八尾德州會綜合醫院（大阪府八尾市）負責照會精神醫學業務等，一邊賺取薪水，最後在二〇一四年七月開了貓頭鷹診所。

現在，如同前面所述，我白天是在東加古川醫院擔任主治醫師，下班後，晚餐隨便吃吃，然後開始往返需要花費三小時的遠距離通勤，最後在貓頭鷹診所看診到晚上十一點，每天要完美執行如此艱辛的行程絲毫不出錯，得靠體力獲勝。

幾年前為了增強體力，我假日都會到健身房健身，而且還聘請私人健身教練按照專業的健身菜單受訓。雖然曾經因為受訓內容太過嚴苛而練到一半就大聲慘叫，但因為我努力不懈地堅持下去，確實增強了體力和肌力。

順帶一提，與健身共同進行、曾經很拿手的網球也被當作增加體力的一環而重新開打了。病倒之前我總是執著於要以選手的身分獲勝，現在則是能夠享受打網球的樂趣。現在打網球的頻率是維持約每週一次。

只有我才能看的診療

我已經被問過無數次「為何對『貓頭鷹診所』如此執著？」即使在別人看來覺得很不可思議，但其實通常當事人並沒有想要做什麼驚天動地的大事。沒有例外，我也一樣。

為何對貓頭鷹診所如此執著？那是因為我本身是個有身體障礙的精神科醫師，肯定會有只有我才辦得到的診療。

身為一名精神科醫師，平日從早忙到晚，為了增強體力連假日都奉獻出去。如果只有白天在醫院當主治醫師一份工作的話，不僅體力上能輕鬆許多，也能擁有較充裕的時間。

即使如此，只要有需要我診治的病人，貓頭鷹診所就不會歇業。

我有強烈想要幫助別人的慾望。我經常也會懷抱著不安的心情問自己：「我有幫助到病人了嗎？」

身為醫師卻沒幫助到人，我個人的遭遇就白費了。這樣我從蜘蛛膜下出血的死亡深淵生還就沒有意義了。

反過來說，那些來找我診治、正為疾病困擾的人們，其實也是幫助到我。也就是說，正因為有這些人，我才必須在這裡。這正是對我的身分認同。故此，我必須要回應這些人的需求才行。

貓頭鷹診所是我思考如何才能幫助到他們的最終結果。

當我還是高中生的時候，就有將來要開一間能夠幫助在職者的夜間診所的構想，後來，經過把當上精神科醫師為目標、經歷蜘蛛膜下出血病倒，導致明明是自己的身體，卻有無法隨心所欲活動的部分，就因為這些個人的變化、成長，最後才能成就貓頭鷹診所的誕生。

第4章

只有夜晚看診的精神科診所的診療情景

一開始會先詢問成長歷程與家庭環境

本章會和大家談到關於貓頭鷹診所的診療情景。對於從未看過精神科的人，希望透過本章能夠幫助大家抓到精神科究竟是如何進行診療的概念。

貓頭鷹診所的診療時間是初診一小時、複診半小時，與一般精神科不同，時間上相當充裕。當然也有那種看診沒幾分鐘就結束，只開開藥的醫院，但在這裡是不可能的。

初診時，除了目前的身體狀況以外，通常我先請病人說說自己的成長歷程與原生家庭的狀況。為什麼呢？因為許多心理疾病都是被父母灌輸「我必須如此才行」的觀念才造成的。

其中，特別是母女之間的關係不好最為明顯。例如，對父親已經沒有什麼愛的母親對女兒說：「要是沒跟妳爸結婚就好了，沒有離婚都是因為要養妳！」在這種環境下成長的女性，即使長大成人也會根深蒂固地認為「都是我害媽媽沒辦法跟爸爸離婚」，潛意識裡已被灌輸「自己的存在很礙眼」的觀念。

心理學上，為了將小孩養成成熟的「大人」，自己的內心必須要有下列三種自我形象。

①父親
②母親
③朋友

這是由精神科醫師海因茨・科胡特（Heinz Kohut）所提倡的理論：

①代表社會性、理論性思考、面對周遭人的威嚴

②代表愛情、溫柔、體貼周遭人的心思
③象徵跟自己有同樣的軟弱，擁有不完全的人性

正因為有以上三種形象均衡存在於人格中，我們才得以面對社會中的各種現象，並採取適切的行動。

話說回來，這些東西在成長的過程中若沒有長好就長大成人，就會開始和周圍的人產生摩擦。連帶影響與自己內心的關係，到最後，就會形成心理疾病表現出來。

與病人建立像朋友般的關係

如同前面所述，來貓頭鷹診所就診的病患中，有很多人都自己主動想要跟我們交朋友。

現代社會以社群網站為首，在網路上的交流非常興盛，但隨著以數位工具為媒介的人際關係增多，跟以前比起來，於現實生活中面對面直接交流的機會就更少了。

在工作方面，換工作變得理所當然，職場上與同事聚會喝酒的機會也變少了，相對想要建立持續性的往來關係也變困難了。日常生活裡，長期獨居的人，與人對話的機會頂多是假日去便利商店時，店員詢問「便當要微波嗎？」然後回答「好啊！」而已，這種情景早已司空見慣。

「今天在工作上發生這種討厭的事」「路上有這種令人感到困擾的人」就算只是像這樣發發牢騷，就能減少許多精神上的負擔。但是，愈來愈多人找不到能夠讓自己像這樣暢所欲言的對象。

因此，在貓頭鷹診所，我和工作人員才企圖想要和病患建立如朋友般的關係。為此，我才如此重視社團活動般的氛圍。

以我本身來講，基本上，從第二次診療（複診）開始，我會用比較不嚴肅的口吻問病人說：「你狀況怎樣？」當然，對於大我好幾歲的長輩，或者不喜歡這種說話風格的人，還是會好好使用敬語交談。對年輕人來說，直率一點的說話方式他們比較容易接受。

看診時，病人若能跟我與工作人員建立良好的友誼，肯定會再來就診，只要能夠踏出家門一步，就能逐漸改善與身邊周遭人的人際關係不是嗎？

滿分十分，你給今天的自己打幾分？

不限初診，有個問題在看診時一定會問病人。即是問他們：「現在的狀態以滿分十分來講有幾分？」

就算無法具體陳述目前的病情狀況，藉由數值化，便能客觀掌握。

不用說，來看精神科的都是抱有各式各樣煩惱與痛苦的人。能夠有條有理地說明自己病情的人實在很少。大多都是想到什麼說什麼，毫無邏輯脈絡可言。如果讓病人隨意講述自己的病情，而我們也只是默默傾聽而已的話，就會不知道該把哪件事當作診斷的判斷依據而變得難以看清真相。

讓病人自己報告分數的話，能夠讓原本難以看見的東西變得清晰可見，為了做出正確的診斷必須如此。

通常病情愈嚴重，愈希望能夠趕快做點什麼來改善，這是人之常情。對病人而言，他們會想，反正就是「這個也痛苦、那個也難受」趕快說一說，就能儘早得到治療，這種想法很正常。相反地，也有那種病情過於嚴重，反而無法言喻的病人。

無論哪一種，都不可能像變魔術一樣瞬間「痊癒」。

就我而言，只要病人回答「五分」，就容易把焦點集中在讓病人感到最困擾的事情上。針對難受的症狀開處方，持續治療。

看診時，當我問病人：「如果滿分十分的話，現在有幾分？」大多數的病人都會回答：「這個問題好難回答喔！」然後一邊思考「零分也太低分了，要不然算五分好了。」

這樣子的思考，本身就富有意義。

舉例來說，如果回答「兩分」，我就會追問：「那你覺得怎樣才會達到五分？」要是沒有訂出一個具體的目標，在病人訴苦時，他們也會愈來愈不知道該怎麼辦。

自己報分數也有防止這種情形發生的作用。除了能夠有效掌握病人自己沒有自覺的病症以外，同時還能幫助醫生設定治療的目標。

「八分」是復原的理想分數

對醫生而言，病人報的分數會成為要不要繼續治療的有效判斷基準。由於分數是病人自己的主觀判斷，每當看診時若把分數往上提高，病人對自己的評價也會隨之升高。

例如，有位因失眠（睡眠障礙）而來就醫的病人，在無法入睡的時期是回答「一分」。但是，等到能夠回答「八分」時，困擾自己多年的失眠症狀就不藥而癒了。現在可是能用鼻子一邊哼著歌，一邊沉浸在自己喜歡的做菜興趣上呢。

除此之外，還有像以下這樣的例子。有位罹患憂鬱症而初次來看精神科的病人，剛來的時候整個人陰鬱消沉，但隨著一次次的治療逐漸放下警戒心，跟我與工作人員講話聊天的次數也變多了。後來，分數就從原本初診時講的「兩分」提高到「八分」。等到能回答到「八分」時，整個人已經完全變得正面又開朗。

當然，這絕對不是說「達到八分再持續治療半年就可結束療程（症狀幾乎消失的狀態稱作『寛解』）」但確實能夠把它當作一個具有指標性的分數。

我認為滿分十分中，可以回答得出七、八分就行了。即使在考試，每科能夠拿到七十分到八十分的話，就非常有機會能夠金榜題名。要是太過要求完美，希望每科都能考到一百分，反而會降低念書的效率，導致總分未達門檻而落榜的情況也是有的。

這在精神疾病也一樣，如果認為七、八成的狀態還不夠好，就會覺得「只差一點了」而把藥加重，最後可能副作用跑出來了，病情也惡化了。

當病人自己能夠回答「八分」時，會比以前擁有更多的自信，我們也能看到他的笑容了。

跟病人約定「不可以死」

診療時，確實掌握病人「狀況是從什麼時候開始變差的？」非常重要。

如同前面所述，對於初診的病人，我們會充分花上一個小時的時間了解病人的成長歷程、原生家庭。但是，有個情況是憂鬱症獨有。即是有過「喪失體驗」的人，往往容易引發憂鬱症。

例如，除了與重要的人生離死別之外，搬離長久以來居住的地方、原本是普通職員，突然升遷當上管理職等，只要自己的環境有較大的改變與動盪，就很容易引發憂鬱症。

日本人是忍耐性很強的民族，很難意識到自己的極限，總是企圖融入環境、努力想辦法適應。當這樣做的時候，病情就會愈來愈嚴重。

如果感到「怎麼好像怪怪的？」其中肯定會有原因。有必要從頭重新回顧一遍，看看究竟是從什麼時候開始感到狀況變差、當時是否有發生讓自己感到失落的事情。

倘若憂鬱症的症狀加劇，很容易產生「自殺念頭」，這也是突然就發生的，自殺念頭就是「渴望死亡」。昨天還可以正常跟你講話的人，突然就去跳月台自殺，不然就是從高樓大廈、公寓華廈一躍而下，這些事太常發生了。當然，本人根本完全不想去死，這就是「自殺念頭」恐怖的地方。

經我確診的憂鬱症患者，我一定會跟他們約定「不可以死」。跟病人約好不死是最重要的，身為一名醫師，要能確認對方是否有想死的念頭，連帶做到預防病人自殺，一次顧及兩個層面。

實際上，就有一位病人產生自殺念頭時，腦中浮現出我的臉，想起「對喔，我有跟醫生約好不可以死」然後打消自殺念頭。

我這樣講，可能會讓人覺得我們的不死之約肯定相當嚴肅認真，其實不然。基本上，我會非常用心地跟病人快樂聊天，再於聊天中跟病人約好，我認為這樣才能自然而然讓病人記住。

只要知道喪失體驗會成為人們罹患憂鬱症的契機，就可降低產生自殺念頭的可能性。當然，這也會讓人願意主動面對問題，會想要開始有些正面積極的行動。

從「畫樹測驗」窺見心理狀態

來看初診的病人，我一定會請他們做「畫樹測驗」。所謂「畫樹測驗」，就是請病人在白紙上畫一棵樹（德文Baun），再根據病人所畫的樹，來檢視目前的心理狀態。這是德國心理學家卡爾·柯霍所發明的心理測驗。

比起觀看一個人，不如看他畫的樹更能了解他的內心，我很活用這項測驗。做這個測驗的目的，其實是想知道病人無法言喻、埋藏在內心深處的深層心理狀態。

初診時，我會詢問對方的成長歷程以及原生家庭的狀況，但只要涉及隱私就什麼都不說的病人不在少數。不過，「不說」的話，就表示埋藏在病人內心深處「有個什麼重要的東西導致沒辦法說」的可能性很高。

根據每個人不同的經歷，例如小時候曾被虐待所造成的陰影，為了不再想起，記憶會自己把它封印。像這種無法用言語描述的案例，想要檢視他的內心狀態，就可透過畫樹測驗達到目的。

病人畫的樹圖，比起剛開始他給人的第一印象，更能與深度陪談後所了解的內心深處產生連結。因此，樹圖才會成為診斷時的判斷依據。也是有外表看起來像混混，但聊過之後發現對方其實是個高敏感人士。

這類型的人往往會在圖畫上展現出他真實的面貌。

例如，心情低落呈現壓抑狀態的病人，在白紙上畫滿佈滿枯枝、充滿不祥之氣的黑樹。但是，治療一陣子，狀況好轉後，他畫的樹就變成樹葉茂盛、結實纍纍的雄偉大樹，不僅如此，還畫了天空、太陽以及飛鳥。圖畫就是能夠如此清楚地表現出一個人的內心狀態。

當我遞出白紙，請病人在白紙上「畫一棵樹」時，每個人的反應都不太一樣。有的人是「咦?!」覺得很吃驚，有的人則是不太情願地說「我不會畫圖」，也有人已經在別的精神科醫院做過相同的測驗，一臉很厭煩地表示「又是這個喔……」即使是這樣的反應，我也仍然樂在其中。

有多少病人就會有多少張風格不同的樹圖。這跟會不會畫圖沒有關係。其中也有人的樹看起來根本不像是一棵樹。例如，有人畫的樹根本沒有樹幹，只畫了枝子與樹葉，還有人直接在紙上寫了一個「木」字……。

畫樹測驗有防止病人自殺的功用

身為精神科醫師，病人畫的圖，究竟要怎麼看呢？綜合來講包含以下許多面向。有樹的大小（尺寸感）、畫的地方（位置）、紙的方向（橫向、縱向）、地面的狀態（是否平坦、有無石頭）、有無樹根、樹幹的樣子（粗、細、高）、葉子的形狀和數量、樹枝伸展的樣式、是否結果等。

根據這些細節，各位知道這能得到什麼資訊嗎？

根據樹木的大小，愈大表示愈有自信、個性積極，愈小則相反，表示個性消極、沒有自信。此外，從葉片的形狀能夠窺視對方是否具有攻擊性，樹上若有結果，表示這個人比較幼稚。

我也會看對方畫圖的速度。拿到紙筆馬上飛快作畫、一下子就完成的人比較沒有耐性，個性也很衝動。相反地，花時間慢慢畫的人，比

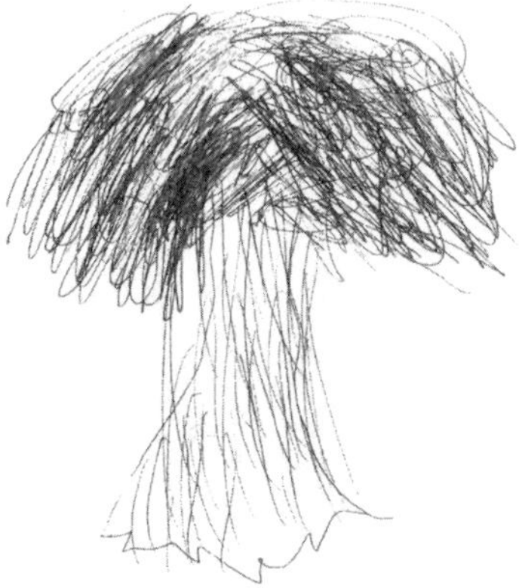

罹患思覺失調症的 30 幾歲女性患者所畫的圖。受到「去死」「噁心」之類的幻聽挾制，塗黑的樹冠和樹幹表示有被教唆自殺的可能性。

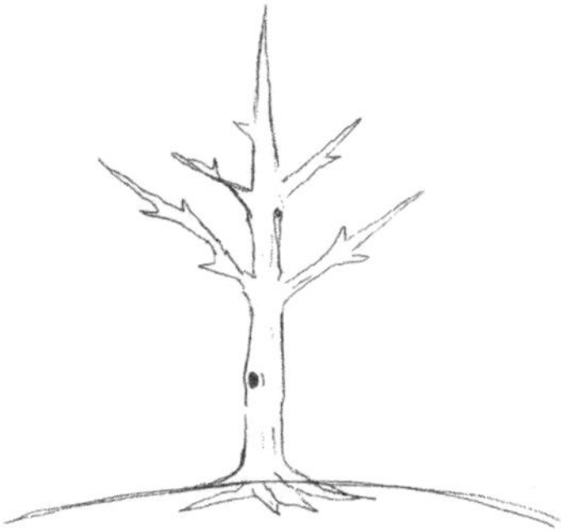

罹患憂鬱症的 20 幾歲男性上班族所畫的圖。沒有樹冠，樹木單獨佇立在小小的山丘上，令人感到相當孤獨，樹幹上有樹枝被砍下的痕跡，表示此人曾經遭遇挫折或有受過傷害的經驗。

較有耐心且個性比較謹慎。

畫出那種會讓人害怕、感覺很不好的樹木的人，很有可能是思覺失調症或是自閉症。相反地，將樹木畫得端正整齊，通常治療後能恢復得很好。圖畫是具有現實研討能力的證據，因此能夠據此判斷治療後會不會變好。

圖畫跟一個人的內心有很大的關聯，如同畫出詭異樹木的人，表示此人內心黑暗。即使外表看起來正常無異，但從他畫的圖循線探索，卻發現對方其實是個厭食症患者，這些案例都很常見。

特別要注意的是，樹幹整個被塗黑的圖，表示對方有自殺念頭。這時，就必須採取預防自殺的對策。由此可知，樹木測驗有防止病人自殺的功用。

但我還會仔細觀察病人的外表或服裝，雖然這和樹木測驗無關。但是，從外表和服裝某種程度，也能夠窺知對方的心理狀態。

首先，我會先看對方衣服的顏色。這是因為衣服的顏色大多都代表當天的心情。曾經有位個性單純的病人狀況很好，興致高昂時還穿著夏威夷襯衫出現。只是，可能診所的位置就在美國村吧，以這裡的地域文化來講，滿常看到有人穿著奇裝異服，令人不禁喊出「哇！真的假的?!」所以也是見怪不怪。

也有隨著治療的進行，原本穿得全身黑的病人，後來卻表示「其實很喜歡紅色」然後開始能穿除了黑色以外的衣服，當我看到病人能有這樣的改變，實在非常高興。

精神科藥物只能治標不治本

根據不同病狀，憂鬱症的藥無法一概而論，但仍會用到「抗憂鬱藥物」以及「抗精神病藥物」。關於藥物的詳細說明，在此就不贅述了，以生物性來講，前者是用來增加血清素，後者則是用於阻斷多巴胺。

血清素、多巴胺、正腎上腺素被稱為三大神經傳導物質，對大腦功能來說，是很重要的腦內荷爾蒙。簡單來說，血清素掌管幸福感和共鳴；多巴胺是快感和意欲；正腎上腺素則是和憤怒、壓力有關的荷爾蒙。

正常來講，當腦內開始分泌多巴胺，就會讓人變得異常有精神，呈現精力充沛的狀態。但是，憂鬱症若變嚴重，不只會造成情緒障礙，還會產生幻覺或妄想等與多巴胺有關的病理特徵。

例如，會有「反正像我這種人」這類「微小的妄想」，要是變得更嚴重，就會開始否定自己的存在意義和存在價值，最後就會產生自殺念頭。之所以會產生幻覺和妄想，是因為腦內的多巴胺分泌過多所導致。最有效的方法就是使用抗精神病藥物阻斷腦內的多巴胺。

精神科的藥基本上都是治標不治本。吃藥大多只能暫時抑制病人的緊張、不安和恐懼，此外，吃藥還會有對藥物產生依賴、傷害肝臟或睡眠品質等副作用。至於治療時要不要用藥，會在診療時，直接與病人討論，由病人親自決定要不要吃藥。因此，也會有人就選擇不要吃藥。

對於複診的病人，一定要確認對方究竟有沒有按時服藥。我個人認為他們都不會按時服藥，所以我會問病人：「你有多久沒吃藥了？」這是因為如果問他們：「你有按時吃藥嗎？」對方肯定會回答：「有。」

無論如何，打從一開始就必須決定何時應該停藥，不然很容易就會變成半永久性地持續服藥。根據我的治療經驗，如果現在的狀態是滿分十分中的七分到八分，再治療大約半年左右，我就會告知對方「我們把藥量減少吧」。

當然也有醫生會說：「因為有可能再度復發，所以還是繼續吃藥吧。」其實診斷本來就不可能保證百分百正確無誤，如果持續半年狀況都不錯，賭上那一%誤判的可能性，還是能夠嘗試停藥。

透過心理諮商走進心靈深處

貓頭鷹診所除了身為精神科醫師的我以外，還有跟臨床心理醫師合作，共同擁有病患的治療方針，在附設的「貓頭鷹心理諮商室」進行心理諮商。

我是「治療疾病」的醫師，我的工作是以醫學專業為基礎，傾聽病人的情況，經由診斷後確立病名，最後再開藥治療症狀，但並不會只依賴藥物。

這是因為心理疾病能夠靠吃藥把表面的症狀治好，但無法治好病人內心裡面的罹病原因。即使一時之間好像變好了，但仍有相當高的機率會再復發。

因此，我認為應該要利用以臨床心理學為基礎的心理諮商來觸摸病人的心靈。事實上，利用心理諮商雙管齊下，病人的生活節奏與認知扭曲都能調整回來，最後即使不依靠藥物也能恢復得很好。

雖說是心理諮商，但也有分很多技術和理論。由於心理疾病實在太過深奧了，因此必須找到適合每個病人的方法，並以各種角度觸摸病人的心靈。

根據某種說法，心理諮商的「流派」將近三百多種，其中有位心理諮商師佐佐木蔣人醫師，專精於一種叫做「短期治療」（Brief Thrapy）的心理療法。

一聽到「Brief」可能會有人聯想到白色內褲，但這裡指的不是複數的「Briefs」（複數即是指白色內褲），而是單數的「Brief」（意思是短期、簡單、簡潔）。

短期治療是指，為了找出解決問題的方法，而聚焦於問題的焦點上。例如，有失眠困擾的病人，雖然找出無法成眠的原因（有可能是工作和家庭不太順利）很重要，但當務之急，還是要先想辦法（解決方法）讓病人能夠入睡。

因此，問問題的方式不能是「為什麼無法入睡？（尋找失眠原因）」而是「到目前為止，您做了哪些事情幫助自己入睡？（確認對方用什麼方法解決問題）」「這一星期以來，你覺得哪一天睡得最好？（找出例外）」利用以上問法將焦點聚焦在解決方法上面。

另外，對於「無法停止購物」的病人，此時就不要去找為什麼無法停止購物的原因，或者說服對方不要再買東西，而是問他：「（以經濟層面來看）你覺得最多花到多少也不成問題？」再從對方回答的金額規定他「那你試試看一天只花○元的生活！」通常還在認為自己不行的時候，就已經不會再亂買東西了。

區別「辦得到的事」與「辦不到的事」

在貓頭鷹診所，來看初診的病人有六成以上會再回診。通常來複診的病人都會說：「比起吃藥，我覺得來這裡跟醫生見面聊聊更好。」「開心」的情緒，是治療時很重要的要素。

說起來，治療本來就是一種將病患自己能夠控制的事與不能控制的事分開的工作。也就是說，我會以進攻的方式問病人：「那件事無法控制，所以再怎麼煩惱也沒用，對吧？但這件事是能夠改變自己的想法和行動的，沒錯吧？」

話說回來，有一種病人是，原本應該能夠改變的事，卻無法改變。像這種情形，很有可能就是對方因著防衛機制的關係，根本不想把病治好。

有些人很喜歡不幸的自己。這類型的人，最好儘早指出他的癥結，促使他能夠學會控制自己的感情。

如同前面所述，貓頭鷹診所附有心理諮商室，能與病人討論如何處理日常生活中的小小煩惱。在這裡，會準備性向測驗和心理測驗讓大家檢測。

工作或家庭上的問題，只要有人能夠討論就能解決。如果痛苦到無法過著健康的日常生活，在這裡會有我或心理諮商師傾聽您的煩惱，如此一來，也能儘早發現是否為心理上的疾病問題。

不要總跟人比較而貶低自己

我經常會跟病人說：「我們把目標下修吧！」

一般來講，人們的理想都很高，卻沒想到自己的程度其實很低，如此一來，就會陷入與現實差距太大的痛苦之中。責怪自己和他人，負面情緒加重，就會累積壓力。到最後，就會覺得「自己沒有活著的價值」。

本來，人類「只要活著就是賺到了」。雖然無可避免總愛跟別人比較，但就是因為做了太多無謂的比較才會那麼痛苦。

「他賺的比我多」

「他有一份很好的工作」

如果在診療或諮商時聽到病人說這些話，我就會告訴他們：「其實我都把自己當作是水蚤（浮游生物）。」

事實上，如果從宇宙觀看人類的話，無論是有錢人或名人，看起來都跟水蚤沒兩樣。

要是罹患精神疾病中占最大宗的憂鬱症，視野會極端地變得相當狹隘，並且切斷過去和未來的時間進程，只看得到目前的情況。

當我們還是小嬰兒的時候，一定是有人幫我們換尿布、說話、餵飯，但我們根本不放在眼裡。

因為把自己當作水蚤，用從過去到未來、甚至在宇宙都得以自在移動的觀點看待自己，就會對身邊的人或現在的自己產生感謝之情。這樣心靈或許也會比較輕鬆。

從下一章開始，我會聊聊來貓頭鷹診所就診的病人的故事。

這些人不管是職業或症狀都大不相同，自然治療的方法也不一樣。我想讓讀者們知道，即便罹患精神疾病，這些人仍然努力地過生活。

此外，病人的姓氏會在不影響閱讀的前提下使用假名，不光只是用英文字母表示，為了不讓人鎖定誰可能是當事人，部分內容會加以改編。

第5章

來只有夜晚看診的精神科診所就醫的病人們

案例1 慘遭職場霸凌而罹患憂鬱症，住在老家的失業單身女性

A小姐是跟父母、兄弟同住的三十幾歲單身女性。來診所看病差不多已有一年的時間。現在是一個月回診兩次，憂鬱症的症狀可說是已經穩定了。

上班到一半突然嚎啕大哭

A小姐之所以會來到本院就診，是因為她上班到一半突然嚎啕大哭。

某天，她們公司的同事對她說：「妳的臉色看起來很不好耶。」聽說，她在那一瞬間，情緒如同決堤的洪水般哇地一聲哭了出來。那時在她

身邊的每個人都嚇了一跳，露出「發生什麼事了？」的表情。就連A小姐自己也覺得「我可能完蛋了?!」

A小姐的弟弟聽到這件事，便說：「姐姐，妳該不會是得到『憂鬱症』吧？」據說，她上網查詢後，發現憂鬱症的檢測項目幾乎每個都吻合。

「我才沒病！誰都會有突然放聲大哭的時候吧！」即便如此，A小姐仍然持續否定自己可能已經罹患憂鬱症的可能性。

但是，初診時，我馬上就知道這是憂鬱症沒錯。A小姐表示還有以下症狀：

從好幾年前開始耳朵突然就有耳鳴的狀況，從這個時候開始就深受失眠之苦。持續三年多的時間，到了半夜三點都還睡不著。後來因為失眠的關係，還引發頭痛、肩頸痠痛，最後連全身都痛。假日時完全無法起床，聽說一整天都在睡覺。以前還蠻常跟媽媽一起外出購物，現在連這件事也沒興趣做，就算勉強換衣服要出門，馬上就又躺回床上睡覺。

剛開始，以為只是睡眠不足，所以姑且先這樣過生活，後來終於感到有異，就到住家附近的身心內科就醫。雖然診斷出來的結果是失眠，但是，當她剛吃下醫生開的精神安定劑與安眠藥時就昏倒了。

在那之後，就時常想著「好想死，死了的話就不用痛苦去上班了。」

現在必須馬上離職

A小姐之所以會罹患憂鬱症，是因為受到女同事陰險的霸凌。

「我跟她原本就不對盤。對方動不動就把我當作對手，如果只是這樣我還可以忍耐，只要有看不順眼的地方，不是擺臭臉，就是惡言相向，這些都是稀鬆便飯的事。明明就是同時進公司，不知為何對我總是居高臨下，一副高姿態的樣子叫我做東做西，嚴重的時候還會直接命令我。讓我覺得最不甘心的是，對方趁我休假的時候找我工作上的錯誤，等我一去上班，馬上逐一指出我的錯誤，這樣還不夠，連她自己犯的錯也順勢怪到我頭上。」

聽說對方連輪值打掃廁所都不做，A小姐只好幫她做。由於全公司的人都知道這位女同事個性很難相處，因此大家雖然知道這件事，卻也無人想管。

「我已經痛苦到好幾次都想離職，每當這個時候，父母就會告訴我『再做兩年、再做三年，至少要忍到三十歲』，結果就錯失離職的時機。」

A小姐大學畢業後，就進入當地的企業當事務員，一直在同樣的職場工作到現在。與她乖巧的外表相同，是屬於那種會小心不要讓自己太過突出，而且時常會看人臉色的類型。由於長年以來持續壓抑忍耐，累積的負面情緒就以憂鬱症的型態展現出來了。

A小姐雖然努力繼續去上班，但每當被同事說了什麼，就會哭出來，而且光是看到那個人的身影，就會緊張得心臟怦怦跳。

我記得我當時是對她說：「那種公司請立刻離職。」

逃避雖然可恥，但有用

跟A小姐的談話之中，總是頻繁出現的句子有「這樣會給父母添麻煩」、「社會觀感會不佳」、「周遭的人會覺得我不好」。會在意別人眼中的自己是什麼樣子很正常，而從「在意他人眼光」這個面向來看，無論是誰或多或少都會有。

假如每個人都變得不顧忌他人眼光，就無法維持社會秩序。因此，在意別人的眼光絕對不是一件不好的事情。只是任何事情都要有個限度，要是過於在意，就會把自己逼入絕境。

透過跟A小姐談話，我覺得她之所以會過度在意他人眼光，或是總是選擇隱忍，容易戰戰兢兢的，是受到父母和祖父母（在世時同住）很大的影響。她生長在會在意他人眼光的環境，而且在當中生活了三十年以上，這樣的性格是很難輕易說改變就改變的。

現在最重要的，是如何減輕A小姐的憂鬱狀態。為了達到這個目的，我最先提出的就是馬上離職的建議。

幾年前有一部風靡一時的電視劇叫做《逃避雖然可恥但有用》（TBS電視台），這個劇名簡直是人生的真理。這句話原本是匈牙利的諺語，意思是說「要選擇適合自己的戰場」。要是當前的情況危急，可以先行撤退，再重新整裝出發。

憂鬱症也一樣。每天都要長時間待在公司，若被霸凌壓力肯定很大。要靠自己的力量改變環境太辛苦了，不如趕快離職。

離職既不是逃跑，更不可恥，而是守護心靈健康必須採取的最優先手段。

對A小姐而言，我建議她首先要先逃到安全的地方，耐心等候心靈恢復後，再重新尋找自己的歸宿。雖然A小姐對辭職這件事猶豫不決，但在初診過後一個半月就離職了，直到現在仍是待業中。

只是，辭職的時候也很有A小姐的風格，完全不提辭職的原因是因為「憂鬱症和被霸凌」，而是撒了個謊說「有其他想要做的工作」。就連離職後，最關心的還是不想被公司的人或朋友認為是自己不好。

無法擺脫「人很恐怖」的感覺

至今還在回診的A小姐，當我問她有關最近身體和心靈上有什麼變化時，她回答：「如果看到電視上播報有關職場霸凌的報導，即使到現在仍然還是會想起那位女同事。只是比起以前，心情上已經放鬆許多。」

她對辭職一事似乎不感到後悔，但必須消除她對沒在工作的自己感到

「很丟臉」的情緒。她還沒有老實告訴朋友自己已經離職。對她而言，沒在工作似乎是一種「恥辱」，因為不想被人認為「沒在工作那都在做什麼，真是好命耶」。

這一點可能就是A小姐難以改變，最基本的思考模式吧。

隨著A小姐的憂鬱症好轉，連帶開始出現「差不多也該找工作了」的焦慮情緒。

所幸，怕生的人還是能夠與人正常交談，即使到了新的工作環境應該也沒問題。只是，可能是在前公司所遭受的霸凌已經造成陰影，似乎很怕被罵，也很討厭對方擺臭臉。總是每件事都看人臉色，她說她總會不小心去想「這個人該不會生氣了吧？」實在非常累。

最大的恐懼是，「很怕在新的職場遇到跟以前那位女同事一樣的人」。或許A小姐到現在仍然無法完全擺脫「人很恐怖」的感覺吧。

我個人是希望A小姐不要焦急，慢慢來就好。

案例2 家庭環境複雜，反覆暴食與自殘行為，從資深美容師成為色情行業工作者

初診時，B小姐的故事讓我印象非常深刻，到現在仍然記得很清楚。

B小姐的妝容非常華麗，身材微胖，穿著胸襟大開的衣服，踩著高跟鞋叩叩叩地踏進診療室。

哥哥和妹妹都是精英

診療時，B小姐始終一副鬧情緒的態度，而且全身都是酒味，似乎平時喝酒就喝很兇。

我在診療中就確定B小姐有自我毀滅的傾向。她不僅經常反覆地暴飲暴食，甚至也會割腕（自殘行為）。我問她：「什麼事最困擾妳，妳希望怎麼改變呢？」她便表示希望能夠改善心情低落、失眠以及無法去上班的困擾。

詢問B小姐的成長歷程與原生家庭，得知她高中時，是在一間女生極為稀少的學校就讀，讓她在人際關係上感到相當艱難。似乎也沒有交到任何可稱為朋友的朋友。B小姐是單親家庭長大的小孩，跟母親的關係也不好。母親非常重視教育，哥哥和妹妹都很優秀，哥哥是醫生，妹妹則是在大公司工作的女強人。

其實有非常多的案例都跟B小姐一樣，跟母親處得不好，手足又比自己優秀，讓自己內心相當痛苦糾結。

二十幾歲的B小姐是職業美容師，此外，她還有另外一個身分是色情行業工作者。

B小姐聲音宏亮，相當健談。只要有什麼想講的，就會一口氣滔滔不絕地全部說出來。幾乎每個病人在診療時，都會慢慢地一次比一次說得更多。B小姐也漸漸能夠講自己從事色情行業的事。

我忘了是什麼時候，B小姐問我：「醫生，你要不要來當我的客人？」我果斷回答她：「不可能的！」

像我這種長相，性產業應該還是會需要我

我開了能讓B小姐提高意欲、減輕不安的藥，此外，也請她去做心理諮商。造成她這些病症的主要原因是跟母親、兄妹之間的關係不好，以及認為自己總是差別人一等的自卑情結。

B小姐本身是一位資深美容師，明明這份工作的收入就很豐厚，於是我問她為何還要去當色情行業工作者？她回答：「像我長這樣的，性

產業應該還是會需要我。」某種意義來說，算是另一種自我肯定感吧。個性上帶有自我毀滅性質的人，通常愈會跟B小姐一樣。

之後，B小姐的病情反覆進退。在我面前總是表現得友善親切，但有可能是硬裝出來的。B小姐也是屬於會顧慮別人感受的類型，面對身為醫師的我，會認為必須讓醫生看到自己的病情有變好才行。另一方面，「該不會累積了不少壓力吧？」這部分也是若隱若現。

雖然我曾經跟B小姐說：「不要太勉強，平穩地進行治療就好。」但自從她到新的應召站工作後，似乎情況就變差了，最近一直都沒回診。

當病人開始疏遠時，我是可以試探性地問他：「最近都在做什麼呢？」但是，即使這樣問，幾乎也是得不到什麼回應。因此我並沒有試探性地問過B小姐。對於會讓我相當在意，擔心對方「該不會死了吧？」的人，我會直接打電話。

真心希望B小姐晚上能夠安然入睡，並且不再割腕。

案例3 因為發展障礙，在工作中頻頻打瞌睡的女性網路工作者

C小姐是從男生的眼光看來都會覺得「很可愛」的二十多歲女性。她罹患的不是憂鬱症，而是發展性障礙中名為ADHD（注意力不足、多動障礙）的過動症。主要症狀有注意力不集中、過動、衝動等。

當然，如果工作時始終無法專心，導致一直被罵，因此演變成憂鬱症的人也不在少數。

吃藥就睡不著

C小姐在大學畢業後，任職於從事電腦資訊產業的公司，但因老是出

錯、容易在白天的時候想睡覺而開始感到煩惱。

C小姐來貓頭鷹診所就診，差不多是工作了大約半年多的時候。讓C小姐上門求診的契機是，白天出現無法抵抗的睡意，因打瞌睡的緣故無法好好工作。

工作老是出錯。甚至還有無法說明上班中究竟做了些什麼的空白時間。C小姐表示：「這已經不是有沒有工作能力的問題了。」懷抱著不安的心情，沒辦法只好上門求診。

即使想睡，通常也是躺到床上（被窩）之後才逐漸入睡，一般在清醒、並且正在工作的狀態下突然睡著，明顯很不正常。

罹患**ADHD**的患者，大多都是什麼都想做，無法冷靜下來，並且具有衝動性。或許這類的病人會給人憂鬱與躁動不斷反覆交替出現的印象，但其實不然。白天有多想睡，晚上就多有精神。

總之，工作頻頻犯錯實在不好，我就先開藥給她。我開的藥是能夠刺激中樞神經，促進分泌正腎上腺素的藥。

C小姐表示：「開始吃藥之後就不會想睡了，也能專心工作了，感覺自己終於變成正常人了。」

過動症本身無法根治，但吃藥能有效控制。服藥後，只要大腦能夠記住良好狀態並習慣它，或許就能鍛鍊出犯錯時應該如何應對的處置。腦部產生異常的只在大腦前額葉及小腦，意思就是說，大腦其他部位都能好好地各司其職。

一切都是生病害的！

C小姐從小活在講話委婉的環境裡，所以很不會說話，明明知道說出來會很傷人，但是仍然會把心中想講的話都直接說出來。或許從那個時候開始就能窺見過動症的徵兆了。

「我討厭上學，如果可以的話，真的不想去，但父母實在太嚴格了，才不得不去。他們認為不去學校或不去工作的人就是懶惰，完全不會去想是不是有別的原因。」

看來，C小姐確實過得相當痛苦。

初診時問C小姐關於過動症的許多問題：「是不是曾發生這種情況呢？或者有過那種情形呢？」結果問的全部都中。

「打從我知道自己之所以會這樣，全都是拜過動症所賜，就不會再否定自己了，好開心。」

C小姐現在仍在停藥的狀態下持續來貓頭鷹診所回診。

「無論是在家裡或外面，真的很常聽到『你很懶惰』這句話。沒有人可以理解無法從被窩裡出來的感覺，連家人都是敵人。一直罵我『大家都做得到的事，為什麼妳做不到？』但是無論我怎麼努力就是做不到，最後就生病了。」

C小姐表示，她一直都很痛苦。

「即使吃藥只是治標不治本，無法根治，但只要吃藥，自己能做的事就變多了，還是很開心。早上起得來，有氣力打掃，能像普通人一樣正常講話，再也不會只在晚上的時候才醒著，人生要一直對抗無法抗拒的睡意，實在太痛苦了。醫師親自處方的藥物不但令人安心，而且只要有吃藥，幾乎每件事我都覺得『一定會有辦法』。」

像C小姐這樣，因為罹患過動症，不但本人沒有自覺，周遭親友也沒有察覺，只是單純被當作懶惰，而受到不當批評的人還有很多。

「都是這個病害的！」若能這樣想的話不是會輕鬆許多嗎？

案例 4　逃避現實又遇上資遣，在特種行業上班的苦難姊妹花

無法停止割腕的病患真的很多。診療時，通常不用我問，自己就主動說出「我又割腕了」的人一點也不稀奇。

佈滿傷痕的美麗肌膚

說到「割腕」，有位讓我印象非常深刻的病患。

二十幾歲的D小姐是個外表令人驚豔的美人，身材很好，肌膚也相當漂亮。話說回來，這麼漂亮的肌膚上竟然有自殘過的傷痕！多到難以數計，滿滿的傷痕、傷痕、全是傷痕！

比起男性，通常女性比較會有割腕的行為。而在女性當中，以從事色情行業工作者最為常見。

D小姐是色情行業工作者，可能是工作過於痛苦，非常難受到無法忍耐才開始割腕吧。當一個人痛苦到極點時，藉由自殘的行為能夠產生「腦內麻藥」，不僅不會感到疼痛，反而能讓人冷靜下來。

D小姐表示：「一刀割下去，會流出一點血吧？看著流出來的血想著『原來血是紅色的呀』會讓心情放鬆許多。那一瞬間不但能夠忘記痛苦的事，感覺也會很好。」

目睹朋友自殘，造成精神創傷

有關割腕的另一個案例。案主是四十多歲的E小姐，但不是她本人割腕，而是她的朋友。自從E小姐目睹自己的好朋友在她面前割腕後，從此人生就改變了。

E小姐也是色情行業工作者，由於目睹國中、高中都很親近的同校好友在自己面前割腕後，她就罹患重度的創傷後壓力症候群（PTSD，Post traumatic stress disorder）。

我猜，恐怕E小姐的好友是藉由自殘行為來玩弄周遭人的情感，以確保自己的心靈平衡。結果，導致E小姐自己也以不同的方式罹患心理疾病。

從這個案例當中，我們可以看到，心理疾病或許是有影響力的。自從E小姐目睹好友割腕之後，就得到精神疾病，不僅高中輟學，後來因沉迷上牛郎店而負債累累，最後成為色情行業工作者，人生整個跌入谷底。

好友的割腕行為對E小姐來說衝擊實在太大，她會胸口疼痛、心悸，以及不斷在腦海裡重播當時的情景。這種情況跟遭遇天災或交通事故後會有的反應一樣。屬於典型的創傷後壓力症候群。E小姐自己也說：「看到好友在自己面前割腕的確受到不小的衝擊，但為何都已經過了那麼多年了卻又突然想起，自己也不知道原因。」

當我告訴E小姐她得的是創傷後壓力症候群，她便表示：「以後還會不斷想起當時的情景實在太痛苦了，如果吃藥就能減輕痛苦，那我會很開心。」於是開始積極面對治療。

抑制割腕的方法

一般來講，通常會有割腕行為大多都是為了逃避現實生活中所遭遇的痛苦，但是，像E小姐的好友一般，為了達到控制他人的目的才割腕的案例也不少。

無論哪一種，同樣都是背負著凌駕於割腕疼痛以上的痛苦。

據說，割腕會促進腦內荷爾蒙分泌，行為時不會感到痛苦，反而覺得快感。如果到達這種狀態，表示那個人的內心充滿了難以忍受的不安以及絕望。

對於活得太過痛苦，而對割腕行為產生依賴的病人，我很推薦以下方式。例如，把橡皮筋套在手腕上，每當有想割腕的衝動時，就用力拉橡皮筋彈一下，利用被橡皮筋彈到的痛感來抑制想割腕的衝動。這個方法叫做「思考中斷法」，能夠有效阻止病人割腕。

會有割腕行為的病人，與其說他們有很強烈的自殺念頭，其實大多都是想要逃避現實生活中的痛苦而已，因此我會和他們一起找出為何感到痛苦的原因。對於已經割腕成癮的人，治療上雖然相當棘手，但只要幫助他們修復內心的傷口，以及減輕痛苦的症狀，就能減少割腕的次數。

案例 5 因親友過世而罹患憂鬱症，藉由旅行找回自己的速食店單身店長

F先生給人的第一印象是身材高大、外表看起來很恐怖，但其實是一個性情溫和的人。四十幾歲單身，職業是速食店的店長。因為憂鬱症的關係一直留職停薪到最近，現在則是已經復職了。

突然過度換氣變得無法動彈

引發憂鬱症的關鍵，除了F先生很重視的女性朋友因癌症病逝以外，還有工作過於忙碌這個原因。

F先生說：「某天，突然出現連想去上班都辦不到的嚴重症狀，雖然

有嚇到，但是，失去重要之人的悲傷，以及工作上的辛勞，卻沒有家人能夠傾吐，再也沒有比這件事更令人感到痛苦了。身為一個人，重新認知到自己竟然連一個能夠說話的對象都沒有，真的大受打擊。」

因為失去重要的人或身邊的人，結果引發憂鬱症的案例其實很常見。這稱之為「喪失體驗」。事實上，除了F先生以外，所有來貓頭鷹診所就診的病患當中，也有許多人是因著喪失體驗，才罹患憂鬱症。

F先生很重視的女性朋友，是在初春時因為癌症病逝。那時正好是畢業和就職的季節，他的店裡從資深老手到新人菜鳥全都換人了。F先生認為，如此一來，身為店長的自己只好連假日都來上班，但在持續工作不休假的情況下，就無法消除每天工作的疲勞。

F先生等於是同時遭受到失去重要之人的喪失感，以及無可奈何的疲憊感的雙重打擊。

我有預感F先生最終會崩潰。

「我跟病逝的女性朋友已經認識十年，在她過世前的幾個禮拜，我們還一起去吃飯，正打算約她最近再見個面，卻先收到訃告。從她母親口中聽到『她已經過世了』的時候，周遭的聲音完全消失了。」

F先生撇下難過的心情，然後用工作把行程排滿。儼然已經變成沒有感情的機器一般，每天持續不斷地工作。某天，下班開車回家途中，突然過度換氣，雖然總算把車停下來了，卻也整個僵住無法動彈。

F先生當場就致電給上司，拜託上司說：「我覺得情況很危險，現在立刻就想去看醫生。我可能暫時都無法去上班了，請您派人來支援。」

後來，當F先生一聽到上司說「我會想辦法處理」，整個人就像潰堤一般，在座位上陷入消沉，對於後來發生什麼事完全沒有記憶。

F先生回想：「當時有先停車真的太好了。」

「以症狀來看，我自己曾經是有懷疑過『有可能是憂鬱症喔』。畢竟在認識的人和工作上的同事當中，也看過幾個憂鬱症病人。另一方面，也是因為不知打哪來的自信認為自己不會得病。話說回來，診斷後被直接告知『是憂鬱症喔』，還是有嚇一跳。同時，對於『自己之後會怎麼樣』也害怕得不得了。因為腦中浮現的都是負面形象的自己。」

出發吧！工作十年的初次旅行

經由我診斷確診後，當下我立刻請F先生致電給他的上司報告病情。上司知道後便說：「既然已經確診，現在立刻就休假吧！」

後來，大約休息四個月後，就已經完全復職了。

休假時，F先生的心情就轉換到良好的方向。雖然仍有不安，但能「正正當當地休假」，身體也逐漸輕鬆起來。

其實，F先生在進入連鎖速食店工作的這十年來，從來沒有休過長假。由於沒有什麼事情可以做，剛開始休假時，聽說仍然常去店裡。畢竟原本就不是因為討厭這份工作才休假，去店裡心情也能比較平靜吧。

後來，隨著治療的進行，F先生表示想要趁著休假時，到以前沒有去過的地方看看，然後就到日本各地去旅行了。

「差不多休了一個月後，我想說『反正現在不用工作，那就來做看看平時沒辦法做的事吧』。然後，就開車到關東以及北陸走走。由於我是第一次去北陸，就順道去有名的兼六園看看，之後還去爬了富士山喔！」

不斷旅行下，F先生的病情也逐漸好轉起來。

對F先生來說，旅行確實是一種很好的心情轉換方式，而在治療上面，應該也有產生加分的效果。

關於旅行，如果去旅行能讓病情逐漸好轉，我覺得很不錯。不限於旅行，只要能讓自己感到開心愉快的事都很好。當然，如果病情很嚴重的話，要感到開心愉快是比較困難，也根本不想做什麼能讓自己好過一點的事吧，因此不需要太勉強自己。

在那之後，F先生也一臉精神奕奕地回報說：「夏天的時候我幾乎把四國和九州都玩過一遍了！」聽到這種消息，我也覺得很高興。

有可以說話的對象是很幸福的事

F先生來看初診時，表示自己有「失眠」的困擾，幾乎都無法睡著。經常是以為自己已經入睡了，但其實根本睡不到一個小時，然後，就沒有睡意了。等到自己覺得好像又有點睡意可以睡覺時，不知不覺天就亮了。

剛開始的第一個月左右有開給他安眠藥。聽說吃藥後馬上就能睡，人就輕鬆多了。

F先生表示：「每天能夠熟睡，就不會胡思亂想，逐漸地，就能忘記討厭的事。」看來無論是什麼病，果然睡眠都是很重要的。

有關治療中的情形，F先生如此回憶：

「接受心理諮商時，雖然幾乎都是我單方面在傾吐，但諮商師會默默傾聽，有時也會推我一把，最後將談話內容導向正面的方向。例如，我說：『既然休這麼久，想要去旅行看看。』對方就會回：『想去哪裡呢？想做什麼事呢？』逐漸讓想法變得具體起來。」

F先生在接受心理諮商時所說的話，反映了本院的治療方針。

「接受心理諮商時，無論說什麼都會被接納，偶爾也會講一些跟病情無關的事情。讓我深切地感受到『有個可以說話的對象，是一件很重要的事』。由於我是單身自己一個人住，回到家沒有能夠聽我講話的家人，能夠把心裡的事都講出來真是太好了。」

據說，憂鬱症是身體發出的警訊。要是持續過著過於嚴苛的生活，身體就會強制發出警訊，告訴你「要休息，已經到達極限了！」感到疲憊不堪時，若能像F先生一樣下定決心盡情去休假，除了能夠緩解症狀，治療後也能恢復得很好。

F先生的案例，是從病情很嚴重的時候就來貓頭鷹診所治療並按時回診，並且不再加班，之後順利從憂鬱症畢業，最後回到職場上工作的好例子。

順帶一提，F先生最近來回診了，而我告訴他：「差不多可以不用再回診了。」對我而言，沒有什麼比告訴病人「治療結束」時，更令人開心了。

案例6　輾轉於特種營業場所，無法戒掉藥癮的前牙科助理

貓頭鷹診所的患者之中，論到職種（人數），色情行業工作者位居第一。本篇是從事色情行業工作患者中，治療期最長的G小姐的案例。

色情行業的工作能夠安定自己的精神

罹患憂鬱症的G小姐是二十幾歲的色情行業工作者。以症狀來講，G小姐以前就有很嚴重的頭痛問題，現在更是為失眠所苦。

除此之外，還有恐慌症，只要搭電車就會開始心悸。恐慌症是指，突然感到強烈的恐懼與害怕、心跳加劇無法緩和，並且伴隨著呼吸困難，

屬於焦慮症的一種。

G小姐是一位很漂亮的女生，外表看上去幾乎無瑕疵。本人抱有「從事色情行業，對安定自己的精神有很大的幫助」的獨特思想。

職涯經歷是從大阪・北新地的高級俱樂部做起，再到南區的酒店，最後轉到應召站。曾經有段時間還曾到飛田新地工作。現在則是在離大阪中心地區稍遠一點的應召站工作，聽說每個月的指名排行榜都位居第一。

業績風光的G小姐，聽說以前是牙科助理，因為與同事處得不好而離職。

目前與身為牙醫師的男友同居中。之前因為從事色情行業的事被前男友發現，所以導致分手，現在的男友則是一開始就據實以告，很不可思議地完全不用再擔憂。

以下是G小姐本身的想法：

「會從事色情產業的女生，大多都是因為原生家庭有問題，或者因為沉迷牛郎店，賺錢供養牛郎，情況悲慘的女孩很多。那些類型的女生幾乎都是『自我肯定感』低落，但我跟她們完全不一樣。

現在是我人生中最幸福的時候。如果問我為什麼要當色情行業工作者，我是想著既然我的外貌和身體都具有價值，不如就把它換成現金。」

只是，或許G小姐自己並沒有發現，某種意義上，其實看得出來G小姐也是屬於自我肯定感低落的族群。因為覺得自己「長得漂亮」而有以上後續的想法，但從她後半部的想法中看得出來是自我肯定感低落。

雖然G小姐自稱原生家庭沒有問題，但由於她的父親是個遊手好閒、個性浪蕩不羈的花花公子，應該也對G小姐造成了影響。特意選擇從事色情行業，或許也是想要改變自己。

製造離開性產業的契機

「雖然頭痛和失眠的情況很嚴重，但情緒起伏過於激烈也很痛苦。會變成這樣，或許是高中時在人際關係上受到挫折有關吧？自從跟同學搶男朋友後，就和班上女生們處得不好，至今還是不擅長在女生群中與人相處。

假設有很多人，例如有一百人好了，如果裡面有三個人左右是女生還沒問題，若有五人、十人就不行了，會變得完全不想講話。」

G 小姐繼續說：

「說到女性朋友圈，之前我當牙醫助理時，同事全都是女生，實在太慘烈了，女生超恐怖的。

我只記得很辛苦的部分。最後受不了就離職了。

現在則是每週兩次去應召站工作，收入算是很夠用吧？但是，一週工作兩天實在很累，沒上班的日子就在家閒閒無事地度過。」

由於從事色情行業並不違法，如果能夠認清工作歸工作，也能安頓好自己身心靈的話，是沒有問題。但若這是因為自我肯定感低落所造成，並且開始感到空虛，那就令人擔憂了。

無論如何，我不贊成繼續從事色情行業。總有一天G小姐一定會發現自己的自我肯定感低落，而且色情行業也會對身體帶來巨大的傷害。

我個人對於從事色情行業的人，並不會以道德勸說勸戒她們「不要做了」。但是，進行心理諮商時，我會問她們：「將來打算怎麼辦？」只要這麼問，對方就會開始思考。

人一旦生病，視野就會變得極端狹隘，並且失去時序感知。我們必須讓病人不單單只注視從事色情行業的現在，而是要拓展病人的視野，幫助他們能夠看到更遠一點的未來。

不是現在立刻就做切割，可能會花上一年、兩年甚至更久，總有一天要讓病人自己能夠看到離開色情行業後的未來。藉由思考將來打算怎麼辦，不就也能幫助病人開始自己去想「要不然不要做好了？」

雖然夢想與男友結婚……

G小姐也表示，她已經開始萌生將來想和男友結婚的想法，所以已經變成「開朗的憂鬱症」了。但是，以她的情形來講，只要狀況變好、一放下心，就會出現新的煩惱。在談話之中，經常會說「要是照到陽光就會想死」可能已經產生了自殺念頭。

其實，自從G小姐和論及婚嫁的牙醫師男友同居開始，G小姐就變得怪怪的。有段時期精神變得非常錯亂，也很想死，幾乎快要發瘋，最後變成只能「開猛藥」給她服用的狀態。

此藥物的療效會抑制多巴胺分泌，使人想睡覺，主要有抗幻覺、妄想以及鎮靜作用。但為了把病人從危險的錯亂狀態中拯救出來時，只好下猛藥了。

G小姐雖然長期在我這裡進行治療，但療程從未中斷過。G小姐只要壓力一大，情緒就會跌落谷底。曾經有過前一天還表示「我已經好了」，隔天卻陷入憂鬱。自己報的分數突然從零分飆到八分，馬上又掉到兩分，最後又回到零分，情緒起伏非常地大。

儘管我真的很想減藥，但情況實在讓我很難減。希望G小姐狀況好的日子能夠維持地長一點，再配合本人的意願逐漸做調整。

案例 7　常去同志聚集地，而罹患適應障礙症，已婚的雙性戀男子

我們遇到的患者中，也有性向屬於 LGBT（LGBT 是四個英文字字首的組合，L 是 Lesbian，女同性戀者；G 是 Gay，男同性戀者；B 是 Bisexual，雙性戀者；而 T 是 Transgender，跨性別者。LGBT 是目前對於非異性戀者的通稱）。也有很多其他無法簡單區分，而是綜合不同狀況的病人。

被太太發現自己是雙性戀，引發家庭危機

有些人能夠接納自己是 LGBT，有些人則是不知為何，總覺得自己無

法擁有一段正常的感情而苦惱。當本人發現自己的性向與一般人不同，就會認為要在現代這個社會生存下去是很困難的。因此有人會被自責的念頭所綑綁。

在遇到的LGBT患者當中，令我印象最深刻的是身為雙性戀的H先生。五十幾歲的H先生已婚，但為了邂逅更多男性，開始出入同志聚集地，這件事被太太知道後，家庭關係隨之變調。最後，H先生就開始出現幻想和妄想等精神病症狀。

「我一直認為我跟別人一樣，正常地出社會工作、正常地結婚，然後過著正常的人生。忘了是在什麼時候，我邂逅了一位令我感到衝擊、完全是我喜歡類型的男性。除了讓我震驚不已，也覺得自己的情感是不是哪裡出了問題。

當然，我還是深愛我太太，對她也沒有任何不滿，當我上網查詢這究竟是怎麼一回事時，發現世界上竟有這麼多的男人跟我一樣，不只能愛女人，也能愛男人，實在對我造成不小的衝擊。查詢時，好奇心不禁滾滾湧上心頭。現在回想起來，要是當時不要繼續看下去就好了，但我最後還是去了同志聚集的場所。」

從那時開始，H先生就無法克制自己的情感。雖然內心覺得很對不起太太，但還是每天都去同志聚集地。當然，H先生仍然對太太感到十分愧疚。H先生甚至感到「原來外遇的男人就是這種心情啊！」

因為H先生的行為舉止明顯讓人感到怪異，最後還是被太太發現了。

剛開始H先生的太太以為是先生外遇所以進行逼問，但H先生認為自己真正愛的人是自己的太太，而且壓根也沒有想要離婚的想法，所以只能不斷否認。但是，H先生的太太始終無法接受，最後，逼不得已只好和盤托出。

「我覺得我太太也很震驚。從那之後，家裡的氣氛就開始變得不協調。但是，我還是無法不去同志場所。差不多那個時候，我自己也開始變得不正常了。剛開始好像是出現嚴重的心悸吧？從那時候就開始感到恐懼，無論做什麼都會變得很緊張……」

於是，H先生開始想：「這樣不正常，還是去看醫生好了。」會來貓頭鷹診所就醫的契機，是因為腦中出現了從未有過的混亂。

治療與夫妻關係是兩件不同的事

來到貓頭鷹診所，H先生突然激動起來，訴說自己已經出現不知該如何是好的失控妄想。

H先生是症狀程度中屬於中等程度的適應障礙症，首先我們先為他注射抗精神病藥物，藉此阻斷多巴胺分泌，抑制幻覺和妄想。精神一旦錯亂，就無法跟周遭的人有良好的溝通，因此必須先幫助病人恢復「正常」。雖然藥物無法瞬間就讓人恢復正常，但當務之急，即是抑制精神錯亂，先讓病人冷靜下來。

初診時，是H先生的太太陪他一同前來。H先生的太太其實也知道自己的先生變得愈來愈不正常，當H先生表示「想去看醫生」時，就決定陪同前往，希望先生能夠「恢復以前的樣子」。

H先生的適應障礙症跟憂鬱症一樣，若能及早治療病情就能逐漸好轉。只是，比較困難的是，一旦察覺了自己真實的性向，就再也回不去了。以太太的立場來講當然會希望自己的丈夫從此不再去同志場所，但這對H先生來說，卻是一件很痛苦的事。

就我身為一名醫師的立場而言，必定盡全力治好困擾H先生的病症，但之後的家庭關係與夫婦問題就不是我能處理的了。

當H先生確診是罹患適應症障礙時就停職了，現在由於病情好轉所以已經復職，但從H先生的案例，我們可以窺見 **LGBT** 族群在生存上的艱難。

案例8 因壓力過大犯下偷拍惡行，是大企業的課長，也是當地名門的入贅女婿

「怎麼會是他?!」擁有身分、地位的人，卻因為當色狼或公然猥褻被逮捕，無論是誰都會感到相當吃驚。

性慾是人類三大慾望之一

這是因為精神疾病以「性犯罪」的形式彰顯出來的緣故。每當看到這種新聞，我的心情就會變得很沉重。恐怕是犯人累積太多壓力，最後像岩漿般爆發出來吧！

性慾是人類三大慾望之一，也可說是一種本能。舉例來說，社會地

位高的人，他們的性犯罪都有「想要滿足慾望！」的強烈衝動。可以想成平常明明都是用鑰匙開門的人，突然用身體把門撞開。

造成性犯罪背後的成因，或許不是性慾，而是其他隱藏的壓力。

來到貓頭鷹診所就醫的I先生，就是其中一位。他不僅是大企業的課長，還是當地名門的入贅女婿。他在公司的職位剛好是夾在中間的管理職，不僅要承受來自上方的上司壓力，也要承擔下方的下屬壓力，而且身分還是相當注重門面的名門入贅女婿。光想就覺得壓力很大。

「我的個性非常內向，幾乎不會跟別人有衝突。

在公司是擔任管理職，自認在家中跟太太以及岳父岳母也相處得很融洽。如果說有在公司和對家人都有無法言喻的壓力，或許是吧。

不管誰說什麼我都不會反駁，選擇使用只要忍耐就能確保關係和諧的方法，一直以來都過著不跟任何人起衝突的人生。」

個性內向的I先生，唯獨一次在公司的女廁進行偷拍，就事跡敗露被公司開除了。當然，家裡再也沒有他的位置，就在那時，心理的平衡崩潰了，最後才來到貓頭鷹診所。

「老實說，我完全不記得偷拍那天的事情。說什麼偷拍慾望，之前完全沒有那種念頭。若說心底深處有那種欲求，也僅止於欲求。要說這是『因衝動而犯下的罪行』，或許是吧。我想，這是因為累積的壓力大到足以讓我做出這種病態的行為，同時承擔來自公司和家庭兩邊的壓力，會比別人更快達到極限值吧！偷拍竟是性犯罪，連我自己感到無比羞恥。」

不可輕看壓力

I先生因偷拍罪被逮捕，最後被判了緩刑。但是，周遭人的眼光可沒有緩刑。

無論待在家裡或外出，不管身在何處，I先生都感覺有人用手指指著他說：「啊，那個人就是偷拍女廁的課長！」而無地自容。

I先生說偷拍是自作自受只能默默承受他人異樣的眼光，但是壓力變得遠比被公司開除前還要來得更高。

「我沒有食慾，也失眠了，什麼事都不想做……。等我察覺時，發現自己已經持續暴飲暴食、喝悶酒一段時間了。

最痛苦的是，一直擺脫不了有誰一直在看我的念頭。

另外，家人的指責，也讓我很痛苦。畢竟是本地名流嘛，這也難怪。睡不著就會去想一些有的沒的。雖然太太沒跟我離婚已經很慶幸了，但我已經厭倦這一切了，只想逃避現實。」

I先生的病名是適應障礙症和失眠。

I先生回憶表示：「自從自己感到『不正常』開始，我覺得感到壓力的情況就愈來愈嚴重。」

人類在壓力過大的情況下，若想滿足食慾、睡眠、性慾這三大慾望，幾乎都會變得不正常。特別是男性，如果沒有好好地處理壓力，讓本能跑在前方，就會無法抑止衝動，最後就會像I先生一樣，犯下偷拍這種屬於性犯罪的罪行。

首先要讓心靈安定下來

今後I先生的工作會變得如何？跟家人之間的關係會如何發展等，問題多到跟山一樣高。

先撇開這些不談，只要I先生的心靈不先安定下來，並且不對未來抱有盼望的話，就無法繼續前進。只要心靈能夠安定下來，或許就能跟家人好好談話，求職時也能變得比較正面積極也說不定。

如果有「夠了，管他去死」的想法，接下來很有可能就會產生自殺念頭，所以首先要先讓病人可以睡得著。治療上會從失眠問題著手，開藥讓病人服用藉此抑制情緒的不安以及波動。

後來，I 先生穩重、認真的個性給治療帶來很好的成效，漸漸地，症狀就痊癒了。或許之後遇到被家人責備或外出時在意他人的眼光時，症狀又會跑出來，但我希望 I 先生能夠慢慢變得正面積極起來。

案例9 反覆整形，無法停止暴飲暴食後催吐 罹患醜陋恐懼症的女性

這些可能算是「常存在於女性」的問題，例如：即使別人覺得「很瘦」，本人仍然覺得自己「很胖」；周圍的人都覺得那個人長得「很可愛」，本人卻認為自己「很醜、不漂亮」。有這些想法不代表就是罹患醜陋恐懼症，但心靈生病時，往往會有這樣的想法。

每個人都不想理我

J小姐是反覆動了好幾次整形手術的二十幾歲女性。來貓頭鷹診所就醫時，瘦到只剩骨頭，讓我跟工作人員都非常擔心。

經過詢問，J小姐完全認定自己是個「醜女」，強烈抱有「如果不變漂亮，就沒有人會理我」的恐懼感。她的問題是自我評價低。如果對現在的自己有自信，自我評價較高的話，基本上根本不會想去整形。

經過診斷，J小姐罹患的是醜陋恐懼症，進而產生厭食症。醜陋恐懼症是一種自我肯定感過低，對於自己的身體與外貌美醜異常執著的心理疾病。這是因為病人對自己體相的認知遠低於本人實際的樣子，因此照鏡子時無法客觀評價。最後，就會不斷整形。

光是只有反覆整形仍無法提升J小姐對自我的評價，為了排解現實生活的壓力，最後演變成暴飲暴食（飲食障礙）。暴飲暴食聽起來好像就是一直吃，但由於J小姐很討厭醜陋的自己，所以會把吃下去的東西全部催吐出來。

要是長年持續這種行為，體重就會一直下降，最壞的狀況可能就會死。

首先要先改變生活習慣

以下是Ｊ小姐的成長歷程與原生家庭的情況：

「從小我就活在被我爸媽辱罵『妳好醜、好髒』的環境下長大。以前接受心理諮商時，還被醫生指出『這是虐待』。雖然想著『真的是這樣嗎？』但仍然無法消除認為自己很醜的想法。

我接受過很多次心理諮商，最後都是因為談到父母時就會很痛苦，然後就不再去了。」

讓Ｊ小姐感到很痛苦的部分叫做「重現體驗」。意思是，只要談到父母，那些被父母辱罵、真的很受傷的情緒就會再度甦醒。

Ｊ小姐進一步表示：

「整形之後，醫院的醫生和護士都跟我說『手術很順利，變漂亮囉』

剛開始聽到雖然覺得很安心，但卻無法持續。

不久後，又開始覺得大家都想對我說『那女的好醜』；只要我開始這樣想，就會一直吃。可能是吃東西的時候才能忘記被說醜的想法吧！

但是，我沒辦法接受自己變胖，基本上會把吃進去的東西全部吐出來。我現在很會催吐。吃再多，只要能全部吐出來就沒問題了。」

但是，J小姐自己也知道，再這樣下去也不是辦法，一邊想著「講到父母就會讓我覺得很痛苦，覺得好討厭喔」然後來到貓頭鷹診所。

考慮到談及父母就會讓J小姐感到很痛苦，故我治療時，就沒有深入去問J小姐以前的事情。換成以「現在想要什麼樣的生活？」為主要談話內容。

此外，我們也常講到關於男朋友的事。J小姐通常都是跟男朋友一同前來，J小姐表示，只要男友陪在身旁就會感到很安心，因此我建議她多多增加和男朋友在一起的時間。

除此之外，也建議她多多上網與網友聊天。

由於J小姐的生活節奏過於繁亂，我請她配合男友早上上班、傍晚下班的作息做調整，現在已經慢慢調整過來了。

真要說的話，與其說是我做了什麼事改變她，不如說是利用既有的東西讓她自己去適應。

如何提升自我肯定感？

以J小姐的案例來講，主題會落在「如何提升自我肯定感」上面。自我肯定感較高的人，不會只從自我評價中得到肯定感。在與社會的連結上，例如努力工作，感受到自己在社會上是個有用的人，正是因為了解自己的存在意義和價值，所以自我肯定感才會比較高。

但是，影響自我肯定感最根本的原因還是親子關係。長大成人之後，想要修復親子間的關係是極其困難的。甚至有些案例是如果父母親不一起接受治療就不可能修復。

對J小姐而言，要跟父母一起接受治療是非常困難的，因此採用治療與心理諮商的方式雙管齊下，並在談話的過程中，反覆由我或她的男友一次次地稱讚她：「這個妳會了耶，好棒喔！」

無論是醜陋恐懼症或厭食症，緩和病情都需要很久的時間。而且只要稍微觸碰到關鍵，就會又陷入反覆「吃了又吐」的迴圈中，必須以長遠的眼光來看待治療。

案例10 夫妻接連發病，罹患憂鬱症 在知名企業工作的菁英夫妻

「我先生的眼神，就像死魚眼。眼神黯淡無光，毫無生氣。讓我覺得『這個人可能哪天就自殺了』害怕到不知道該怎麼辦。」陪著K先生一同前來貓頭鷹診所的太太如此說道。

先生罹患重度憂鬱症

我記得，當我一看到K先生的眼神，就知道「這真的相當嚴重。已經到『亞昏迷』（病人保有意識，呼喚時完全沒有反應，面無表情的狀態稱為『昏迷』，初期狀態則稱作『亞昏迷』）的地步了嗎……」連問

都不用問他太太。

當時，二十幾歲的K先生和太太在同一間公司上班，那是一間只要聽到名字，幾乎所有的人都知道的主流企業。給人菁英形象的夫妻倆人，問起他們的成長歷程、學經歷，就如同他們外表給人的印象般優秀，而且具有相當高的生活水準。

來貓頭鷹診所的前幾個月，聽說K先生榮獲晉升，業務量暴增，過著即使在家也持續工作的生活。

就算再怎麼喜歡工作，也不可能一天二十四小時都在工作，每天都這樣的話，遲早身體或精神會有一個先崩潰，或者同時崩潰，畢竟情況實在太惡劣了。

「現在馬上辭掉工作！」我以強硬的命令口吻告訴K太太。

我不想讓K太太有拒絕或猶豫的餘地，因為K先生的憂鬱症就是如此嚴重，已經到達不快點離職就會有生命危險的程度。

K先生雖然還有意識，但表情就跟能劇的面具一樣毫無表情。眼睛雖然睜著，卻什麼都看不見。這樣的話，自然無法有任何進展。老實說，既然病情已經嚴重到這種地步，究竟能不能痊癒我也沒有把握。

總之，我深切地覺得，幸虧還有堅強的K太太帶他過來實在太好了。

我詢問K太太：「請告訴我您的先生變成這樣之前，究竟發生了什麼事？」

「他本人完全不知道自己怎麼了，是我先發現好像有哪裡不對勁。像是半夜突然大吼大叫、不知在吐什麼東西，或是突然淚眼汪汪的，明顯相當怪異，對話時也心不在焉。

我跟同公司的上司討論後，上司表示『最好馬上去看醫生』，我就跟先生說了。」

升遷容易引發憂鬱症

罹患憂鬱症的時機之一就在「升遷時」。通常經歷喪失體驗，或失去某些東西的時候就會容易罹患憂鬱症。所謂升遷，表示即將失去至今為止輕鬆無憂的身分。因此，雖然原本是好事，但也算是一種喪失體驗，就會容易罹患憂鬱症。

可能和「婚前憂鬱症」很像吧！其中，還有因為工作過度而哭出來的。一直拚命工作，然後稍微睡一會兒又起來繼續工作，已經認為自己不像是個「人」而空虛起來。

事實上，我跟治療已到最後階段，幾乎痊癒的K先生回憶當時發作的情況，得到以下回應：

「現在回想起來，那時背負著極大的壓力，可能是因為責任感吧！另外，剛好婚禮也近在眉梢，要做的事實在太多了。」

K先生來看初診時，與K太太尚未結婚，倆人是為了準備婚禮的大小事，才決定「乾脆住在一起」。

就要結婚了，未婚夫竟然罹患憂鬱症，可想而知K太太當時有多麼不安啊！即使不安，仍然拚命扶持精神出問題的未婚夫，令我相當佩服。

K先生還告訴我：「當您宣告我是「憂鬱症」時，還用很嚴厲的口吻說『馬上把工作辭掉，好好休息！』對吧？當時的口氣嚴厲到足以令人感到害怕。但是，幸虧當時您嚴厲告誡我，我才得以痛下決定。我問您是否能夠一邊工作一邊接受治療，您馬上又超嚴厲地說『絕對不行！』因為這樣，我才知道自己的情況有多危險，才能痛下決定休假。」

受到公司的恩待

K先生不但有K太太的扶持，公司對他也相當恩待。公司對憂鬱症有一定程度的了解，願意等候一段時間讓員工慢慢治療、復健到能夠上班為止，並且備有復職計畫，託公司的福，K先生才能安心面對治療。

停職期間，K先生每個月都會到公司進行一次面談，回報上司「目前的狀況如何？醫師說了什麼？」因為有這個機制，即使休假中也能保有與公司密切聯繫的實感。

K先生的上司曾經跟他一起來回診。而且還兩次。當時，我拜託他的上司說：「總之，先讓他休息三個月，等他康復後再讓他復職。」

結果，K先生總共休了半年，然後回歸職場工作。現在已經換了部門，身心靈都已達到平衡的狀態。K先生表示：「新部門的同事溫馨提醒他『工作的同時也要好好照顧健康喔』。」

現在K先生比以前更加重視自己的心靈狀態，也能樂於工作中了。

然後，始終陪在身旁，一路看著K先生逐漸康復的K太太，幾天後，她告訴我們有關在K先生身上產生的變化。

「變化最大的，就是變得很健談。原本是個沉默寡言的人，現在卻變得如此健談。剛開始真的讓我很不安，曾經覺得『這個人好像不太妙』。但是，能夠看到自己的先生變得如此有精神真的太好了。」

K先生變得比罹患憂鬱症之前還要來得開朗，很有精神地在工作。

這次換K太太罹患憂鬱症

但是，開心沒有多久。當K先生的療程結束後的幾個月，這次換成K先生陪著K太太一起來到貓頭鷹診所。一瞬間還以為是K先生憂鬱症復發，結果卻不是。這次生病的是K太太。

這叫做「共有型精神病」。當伴侶罹患憂鬱症，自己也會受到牽連共同罹病，K太太就是屬於這種情況。不過，幸好K太太治療得早，症狀比K先生輕微。

以K太太的情況來講，罹患憂鬱症的原因是因為公司內的人際關係。

K太太原本就是一個愛公司、愛同事的人，似乎是因為無法忍受所愛的人際關係崩潰所導致。明明是感情很好，很好共事的部門，但因著一部分的同事調部門，原本的團體被分散，最後變成對立的關係。

不論跟哪一邊都有良好關係的K太太，由於從兩邊聽到太多內幕，覺得「該不會自己也被別人在背後說壞話吧？」就漸漸變得疑神疑鬼起來。

結果，雖然K太太本身沒有被說什麼壞話，不過置身彆扭的人際關係漩渦中，應該也很辛苦吧！

K太太有氣無力地說：「我好怕去公司。」

根據最新的人事異動，K太太被調到新事業部門。在新部門被要求學習新的技能，也變成K太太的壓力來源。

陪太太一同前來的K先生告訴我：「前先日子，她說『不想去上班』的次數逐漸增多。以前每逢假日的時候都會想要四處去走走，後來變得完全不想出門，最近則是完全都不講話了。」

某個星期天，K太太終於說出「明天不想去上班了，我受夠了」。隔天，雖然K太太仍到公司去上班，卻在公司引發過度換氣，最後昏了過去。

由於本身也有過度換氣的經驗，K先生慌慌張張地，從公司把昏倒的K太太帶來貓頭鷹診所。

我判斷K太太的情況不像K先生當時那樣危急，所以用較柔和的口吻建議：「可以的話，休個三個月左右會比較好喔。」

後來，K太太也申請停職接受治療，病情幾乎已經得到緩解。病發初期就採取行動實在太好了。

之後，K太太順利離職，現在在別的公司充滿活力地工作著。

夫妻間的羈絆

夫妻倆人接連罹患憂鬱症，所幸後來都痊癒了，特別是K先生已經有罹患憂鬱症的經驗，因此才救了K太太。經過這件事，夫妻間的羈絆肯定變得更堅固。

K氏夫婦異口同聲地說：「夫妻倆人都有相同的經歷真的太好了。讓我們有機會好好思考未來以及職涯發展的問題。實際得過一次憂鬱症後，發現心情低落和真的生病天差地遠，生病是無論做什麼事都無法打起精神，該說打從一開始就什麼事都不想做，什麼都不想去思考。後來想想，自己也知道這樣真的不正常。」

究竟是心情低落，還是真的生病了，自己實在難以判別。如果您感到「什麼都不想做」、「以前覺得很快樂的事，現在一點都不覺得快樂」最好還是先去看精神科。

我曾問K氏夫婦：「你們對為精神疾病所苦的人，有什麼建議嗎？」

「現今的世代，是很難做好健康管理的時代。現代都是使用社群軟體、電子郵件等工具與他人聯繫，根本不用碰面。因此，我認為平常就要與人建立真實、能夠面對面交談的關係，這一點非常重要。如此一來，要是有什麼狀況，就能察覺到異樣，防止憾事發生。」K先生說的話，成為支持我的力量。

「剛去貓頭鷹診所時，雖然心裡想著『這個醫生是怎樣啊?!』但現在覺得能夠遇到片上醫生實在太好了。片上醫生一臉認真地對我說『跟我約定絕對不能死』，至今我仍不時想起。正因為有跟醫生約好不死，我才能活到現在吧。」

第6章

不讓心生病的自我守護方法

心裡有底的人要小心

在貓頭鷹診所，有許多抱著各式各樣煩惱和不安的人來來去去，我認為，只要覺得「好像有點怪怪的耶？」就要趕快去看精神科。

在此，我彙整了幾個較具代表性的症狀，請大家確認看看自己是否也有相同的情形。

飲食障礙

飲食障礙分為「厭食症」和「暴食症」。要是罹患厭食症，就算再怎麼想辦法要吃東西，也不是那麼容易就吃得下。因此，我會建議病人「至少早上要喝個牛奶，配根香蕉」。

為什麼呢？因為牛奶和香蕉含有作為營養基礎的物質，叫做色胺酸。

色胺酸會轉化成血清素，再從血清素轉化成褪黑激素。

血清素有安定精神的作用，如果血清素不足，就會產生憂鬱症的症狀。

羅患厭食症的人就算只吃香蕉和牛奶，也能攝取到作為血清素材料的色胺酸，防止即便吃了抗憂鬱症的藥物仍然無效的窘境。

如果成人的體重降到三十五公斤，就必須住院以插鼻胃管的方式給予營養劑，不然就會死。對於情況已經糟到有生命危險的病人，只能請他們盡快住院治療。

必須陪伴那些一看就覺得很瘦的人。如果只聊有關吃飯的事情，反而會讓對方情緒更低落，因此要傾聽他們整體生活上遇到的煩惱。

羅患厭食症的人當中，特別是對母性特質的否定，或是母子關係不佳，多數都會導致厭食症。「豐滿」是女性的代名詞。但羅患厭食症的人極端厭惡變成充滿女人味的豐滿體型。這類的人全面否定女性特質，自然也會停經。

詢問病人與母親的關係，設法改變病人對母親的詮釋是首要任務。

自殘行為

自殘行為是一種想將負面情緒一掃而空，即使只有一瞬間，也想忘記討厭的事，渴望解除人際關係的僵局，解決麻煩的問題，而刻意親手傷害自己身體的行為。

這個行為的背後，有時是潛藏著想要藉此控制他人的思想。自殘的方式因人而異，以下是較常見的手法：

・割腕

・毆打自己、撞牆
・用針刺手臂或大腿
・用打火機燒手掌或手臂
・用香菸燙自己的皮膚
・大量服藥

以前就有人認為，自殘行為不是自殺的前身，而是因為想自殺所以才會有這樣的行為。不過，有愈來愈多的報告顯示，會割腕的人最後都自殺了，因此務必要注意。

邊緣性人格障礙症

這是一種人格（personality）障礙。只要自己的精神狀態不穩定，就會藉由玩弄對方（家人或戀人）來保持自己的心靈平衡，由於很難控制自己的情感，所以無法與人建立良好的人際關係。

比例上女性占大多數，而且通常母女關係都不好。

從多數的病例中就可得知，如果沒有得到母親充分的愛，女性通常很容易得到「邊緣型人格障礙症」，男性則是容易得到「反社會人格障礙症」（對於打破社會規範，欺負別人、侵犯他人權益完全沒有罪惡感）。

成癮症

成癮症的種類繁多，但大致能分為以下三大類：

①酒精、香菸、違法藥品等「物質依賴」

②購物、網路、電玩遊戲、小鋼珠、順手牽羊等「過程依賴」

③家暴、性愛、跟蹤等「關係依賴」

無論哪一種都是無法控制自己意志的成癮症狀（又稱控制障礙症）。只要心靈狀況不佳，就很容易會出現以上行為，如果不接受適切的治療，症狀就會反覆出現。

究竟到什麼程度才算是憂鬱症？

通常，當自己懷疑「該不會是憂鬱症吧？」結果大多只是情緒性的消沉而已。當然，也有相反的例子。對於不知道界線在哪，而感到鬱悶的人，我彙整了幾個憂鬱症的特徵提供參考：

1心理疾病？或者單純只是心情不好？

有三個重點能夠清楚分辨究竟真的是心理疾病抑或只是心情不好。

第一個重點：「無快樂症」。意思是指「無論做什麼都開心不起來」。

第二個重點：「情緒低落的時間帶」。早上心情最差，隨著時間從白天變成夜晚，心情是否有逐漸變好。

第三個重點：「身體上的症狀」。是否伴隨著頭痛、沒有食慾、身體不舒服等症狀。

以上只要有一個狀態符合，就很有可能是憂鬱症。

2血清素含量異常

當人們正為憂鬱症的症狀所苦時，身體內會產生什麼變化呢？

詳細的醫學說明請大家參閱專業書籍。在此，各位只要記住這是因為腦內的血清素分泌量異常即可。

可惜的是，現在的門診還無法測量腦內荷爾蒙的分泌量，當然也不可能把大腦撕下來檢測，所以只能藉由尿液中的代謝物質進行推測。

最近，則是有近紅外光腦光譜檢查（NIRS 技術）、大腦核磁共振（MRI）等利用圖像進行解析的技術。

3 沒有所謂「達到這個程度就是憂鬱症」的界線

其實，並沒有清楚的界線能夠明確判定「達到這個程度就是憂鬱症」。即使罹患憂鬱症，症狀也是平緩地從輕度變成重度（當然，症狀有時還會暫時減輕或消失）。

判別是否真正罹患憂鬱症的重點在於，「明明到目前為止都沒什麼問題，做得開開心心的，然後在某個時間點身體突然生病，開始出現懷疑可能是憂鬱症的症狀」。

如果是個性上的問題，應該是與生俱來、原本就會這樣。但如果真的是憂鬱症，則是會在某個時間點突然顯現出來。

比判別是不是憂鬱症更重要的事

長年擔任精神科醫師，也曾碰過想要投機取巧騙休假的病人對我說：「請幫我開憂鬱症的確診證明書。」對於這類型的人，有兩個重點能夠看出對方是否真的有憂鬱症。

第一個重點：一領完一年六個月的傷病津貼後就突然不來回診的人。如果因為罹患憂鬱症而無法工作的話，需要醫師開立證明才能領取傷病津貼。雖然無法斷定，但事後回想，仍會覺得「對方是不是在（裝病）騙休假」？

第二個重點：事先上網調查好憂鬱症的診斷基準。這類型的人通常不是用自己的話在回答，而是在我詢問前，自己就先按照憂鬱症的診斷基準仔細地闡述，像是：「兩個禮拜以上，抑鬱的心情持續一整天，無論做什麼事都開心不起來。」

只要讓我覺得好像有哪裡不合理，就會詢問對方各種問題，最後必定都會露出馬腳。

但是，這裡最重要的是，不是去看對方是不是真的有憂鬱症，而是「對於現在的自己或工作滿意嗎？」

這個時候，我會換成別的角度切入去問：「我認為您沒有憂鬱症，但您對現在的生活感到不快樂，對嗎？要不要一起想想為什麼會變成這樣嗎？」

隨便就開憂鬱症的確診證明書，我覺得是在褻瀆精神醫學。

此外，精神醫學當中，有一個名詞叫做「非典型憂鬱症」。即使是醫師，對於診斷上也感到相當混亂。

在更早之前，曾經流行一個名詞叫做「新型憂鬱症」，但在精神醫學中並沒有這個疾病。新型憂鬱症可能是外行的媒體誤解了非典型憂鬱症才創造出來的名詞。

非典型憂鬱症本來就是憂鬱症。雖說只要大腦內的血清素含量不足就會罹患憂鬱症，但是，人類的個體差異懸殊很大，不一定每個人都會因此出現憂鬱症的症狀。

因此，精神醫學中才會有非典型憂鬱症一詞。所以，就算懷疑自己罹患的可能是非典型憂鬱症，也不可就此放心。

早期發現勝於治療

不用說，無論是身體上的疾病或是精神上的疾病，愈早投入治療就好得愈快。因為沒有比早期發現更好的治療了。

現在的醫學每天都以驚人的速度不斷進步，在以前，可能沒救了的病症，到了現代確實有許多人得到醫治。

另一方面，病情惡化到喪失生命，讓人忍不住想問：「為什麼要放任不管到變成這樣？」的人數則是完全沒有減少。

「咦？怎麼好像怪怪的？狀況好差喔！」當有這樣的自覺時，只要馬上接受適切的治療，就能防止病情嚴重惡化，甚至失去生命。

深切希望能夠盡可能減少因為為時已晚而感到後悔的人。

心理疾病與癌症末期或因車禍重傷而瀕臨死亡的狀況不同，不會馬上有生命危險。由於精神疾病不會有出血或劇痛等淺顯易懂的症狀，因此容易輕看初期症狀。但是，一旦察覺，通常病情已經愈來愈糟了。

心理疾病要是發展成重度，通常都會以自殺的方式結束生命。正因如此，如果覺得「心靈好像生病了」，最好盡早接受專業的治療。

心靈生病的人通常個性認真、一絲不苟

心靈生病的人，大多都是個性認真、完美主義、過度顧慮周遭人的類型。這類型的人，通常不可能會因為「狀況好像不太好耶」這點小事就去看醫生或請假。

如果表達自己「很痛苦」，可能會被上司回說「太軟弱了」，想著增加同事的負擔會對他們帶來困擾，不知不覺間一直忍耐下來的人究竟有

多少啊？

接受診療後，發現根本不是生病的話，那是最好不過了。完全不需要有「這點小事就請假去看醫生真的好嗎」的顧慮。

如果真的是憂鬱症，會根據病情輕重開抗憂鬱劑。聽到是「抗憂鬱劑」可能會有人覺得很緊張，但為了解除心靈上的不適，也是一個可嘗試的手段。畢竟，不快樂的話不是很痛苦嗎？

如同前面所述，罹患心理疾病的人一般都會陷入「一定要〇〇才行」「必須要△△」等「非得如何不可的思想」。對於這類型的人，我都會向他們確認「是不是覺得一定要〇〇才可以呢？」然後，對方就會有「喔！原來我是這麼想的啊？」的認知。

這稱作「認知行為治療」。重要的是要讓病人對自己的行為想法有所認知，才能破除對方根深蒂固的思想。

從醫學的角度來看，大多會罹患心理疾病的人，即使身處反社會性的集團中，例如色情行業工作者，也會是屬於認真、完美主義的類型。就算是「為了還清負債被迫賣身」，如果是個性隨便的人，馬上就逃跑了。但這類型的人會有莫名的責任感，因此不會逃避。如果是這種情況，務必要變得隨便一點。

「孤單」會讓病情惡化

在職場或家庭中感到壓力的人，在現代這個世代多倒數不清。錯了，應該說是只要是活人，都會被某種壓力所捆綁，這樣說一點也不為過。

但是，既然有心靈會生病的人，自然也會有不會生病的人。大家知道其中的差別在哪嗎？

我認為，比起個人的內心堅強程度，雖說當然還是會有煩惱和不安，但重點是身邊有沒有人可以說心事，這才是最大的關鍵。

也有在我們診所長期接受治療，但病情幾乎沒有好轉的病人。這類型的人大多都是在職場和家庭被孤立，通常懷抱著寂寞和孤獨感。

因為地處大阪南區的美國村社區文化，診所有許多從事色情行業的女性患者，她們雖然都有當牛郎的男朋友，但都是用金錢在維持關係，跟同樣從事色情行業的同事無法建立更深的情誼，可以想像她們的孤獨感有多強烈。

不限於色情行業工作者，女性會沉迷上牛郎店最大的原因正是因為「孤單」。本院有許多沉迷牛郎的女性患者，我看著都覺得難受，實在令人擔心。

例如，牛郎對她們都很好，店裡熱鬧又好玩，自然會去牛郎店玩。即使知道對方的目的是金錢，但被哭著請求「這是最後一次了」就會覺得真拿對方沒轍，於是又把錢掏出來。「生日的時候一定要開唐培里儂（Dom Perignon是頂級的香檳品牌之一），不然就糗了」等到發現時，不知道已經開了幾瓶唐培里儂……牛郎擁有優異的營業技術和心理戰術，孤單的女性通常下場都會是那樣。

每個月都花一百萬日圓在牛郎店上。這樣的情況，只靠在貓頭鷹診所領藥、接受治療是無法脫離浪蕩生活的。香檳一直開下去，總有一天身心靈都會崩壞。話雖如此，馬上要跟牛郎切斷關係是很困難的，因此我也不會進行道德性的勸說。

但是，對於沉迷於「毀滅螺旋」中的病患，即使使用「申請破產」的手段，也要將她們拯救出來。

此外，雖然並不是所有母女關係不好的人最後都會變成從事色情行業的人，但機率確實很高。

例如，生於單親家庭，母親不太關心、照顧自己、受到母親的虐待，或者比起自己，母親更愛其他手足等，有這樣的成長歷程與原生家庭，必定和罹患心理疾病有密切的關係。

我對「孤單」的定義是「身邊沒有可以商量的人」。沒有辦法定期與同事、朋友或某人進行談話交流，也看不出有家人可做後盾的色情行業工作者，通常很容易沉迷在毀滅的漩渦中。

當然，這不限於色情行業工作者。也有那種因為太過孤單，導致心靈漸漸生病，這種心因性造成的腦內荷爾蒙失調，也會使用藥物治療。

此外，因生活窮困而引發心理疾病的典型病患也很多。

我希望貓頭鷹診所能夠成為這些人的「安全網」，所以每天都努力看診。我想這絕對不是太容易的事，但我還是盡可能地想要消除罹患心理疾病的病因「孤單」。

最優先該做的是調整生活習慣

想過健康生活的大前提是要有「規律作息」。

來貓頭鷹診所的人，有一半以上都沒有規律的作息和理想的飲食習慣。例如，問他們：「平常都吃什麼呢？」大多都會回答你：「都吃超商的微波食物。」另外，只吃零食果腹的人也很多。

如果是在預防生活習慣病的內科，應該會有「重新檢視生活習慣」的小冊子供人索取，但在貓頭鷹診所不會給病人這種小冊子。

但是，我會建議病人攝取食物纖維含量高的食物，增加腸道內的益菌。只吃零食或超商微波食品的人，我會建議他至少早餐要吃香蕉配牛奶。

另一個良好生活習慣的根基是睡眠。我會清楚詢問病人早上都是幾點起床，當天都過著什麼樣的生活。

生活節奏紊亂的病人，一整天都躺在床上，然後說他「睡不著」。要待在家可以，但是究竟是待在床上還是待在客廳卻有很大的差別。真要選的話，當然是待在客廳比較好。從生活習慣上來講，床鋪最好是只用來睡覺的地方。因此，我會建議病人「要睡覺時再去床上」。

雖然有很多人都說自己有失眠的問題，但有的只是在床上醒著的時間很長而已，實際上還是有睡著。偶而會遇到有人說：「生活太痛苦了，真希望一輩子都在睡覺。」我就會告訴他：「那對人類來講是不可能的喔。」

如果只是因為睡太多而睡不著，卻希望「再多睡一點」，我會向對方確認實際上究竟有多少時間躺在床上。以感覺來講，許多人都說大概有二十個小時以上都在床上度過。

對於這些人，我會建議他們「跑完全程馬拉松就能睡著」或者「從家裡走來貓頭鷹診所就能睡著」。

實際上偶爾真的會有人照做。

我認為重新檢視生活習慣對治療有很大的幫助。說著「睡不著」的人，如果是因為前一天瘋狂熬夜到天亮，然後再睡到隔天下午，那晚上「當然會睡不著」。

我認為，必須詢問病人的生活習慣，弄清楚對方是否有為了睡覺而做好準備。

飲食習慣也是相同道理，例如，對於無法不吃零食、或三餐吃太多的人，我會告訴他們：「那是因為沒有其他事情可做，才會變成這樣。」

初診時，一見到病人的那一刻，我會將對方的氣色、體型、身體姿勢、是否兩眼無神等外表可見的資訊納入評估，再做各種適切的診斷。由於不見得每個病人都會將真實的狀況據實以告，所以有時就無法判斷。

舉個極端的例子，例如，有人表示「不缺錢」，但卻衣衫襤褸、鞋子破舊、指甲髒污，不禁讓人懷疑「真的不缺錢嗎」？

有位女性患者表示自己「有好好地吃飯」，卻是骨瘦如材，步履蹣跚。雖然她說她自己有憂鬱症，但從她的身材看來應該是三餐都沒在吃。據我推測，恐怕背後的成因是因為厭食症，再從厭食症發展成憂鬱症。

飲食、睡眠、運動是健康三大支柱

檢視生活習慣時，基本上是三餐正常吃，並且有充足的睡眠。除此之外，良好的運動習慣也不可或缺。

如果無法照顧好飲食、睡眠、運動這三大支柱，不但稱不上是真正的健康生活，連帶地心靈也會變得不健康。

因此，只要跟來貓頭鷹診所就診的病人聊到生活習慣的話題時，就不會離開這三大支柱。

・每天都有按時吃三餐嗎？
・每天都有睡滿七小時嗎？（每周睡滿五十個小時最為理想。五十除以七等於一天要睡滿七小時。）
・每天有走一萬步嗎？

調整好以上三大支柱，等病人下次回診時再問他：「身體狀況如何？」並依據實際狀況做診斷。

初次來就醫的病人，不管當時的狀況看起來有多糟，都會利用心理諮商傾聽病人的煩惱，並且確認是否有好好照顧三大健康支柱。只要其中一項不及格，就不會馬上開始進行治療。如果只是除掉表面的要素，也就是症狀，或許暫時看起來好像變好了，但之後肯定又會復發。

首先，我會建議病人先調整生活習慣，這也是為了防止復發。既然生活的節奏已經混亂到某個程度，想要回到健康的生活使用一般的方法自然行不通。藉由把生活習慣調整好，往往心靈也能跟著歸正。

先把作為根基的生活習慣調整好，下個階段再去思考如何緩和病症。雖然會花上不少時間，但經過這樣階段性的調整再進行治療，不僅病患本人的身心靈都能調整好，治療上也會很有成效。

第 7 章

今後的挑戰

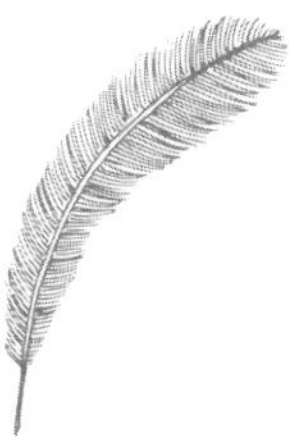

身為處理心理問題的專家

日本人大多死於癌症、心臟病、自然老死、腦中風和肺炎。然而，厚生勞動省在癌症、腦中風、急性心肌梗塞、糖尿病四種疾病中加入了精神疾病，統稱五大疾病。

這就表示，現代人罹患心理疾病的病例遽增，使得國家不得不對此研擬解決對策。根據這項事實，身為醫師的任務就是做好生活習慣病的預防以及健診業務。幫助大家如何調整每日的生活，以及保持心理的健康。

為此，作為精神科中的預防醫療，貓頭鷹診所考慮導入性格測驗和壓力檢測，進一步期許自己成為處理心理問題的專家。

「只有夜診的精神科診所」不會停止接受新的挑戰。現在，貓頭鷹診所開始有「酒精成癮症門診」。

以前有一句話說「酒是百藥之首」，適量飲酒有助健康，但若飲酒過量就會導致肝臟病、肥胖、酒精成癮症等，對健康造成很大風險的疾病。每個人適合的酒量各有不同，再加上個體差異甚大，所以必須了解自己的基準。

另外，飲酒過量除了有健康上的問題以外，也有經濟層面的問題。此外，還會發展成人際關係和家人關係的問題，會給日常生活嚴重帶來不好的影響。當然，心靈上的問題也會演變成酒精成癮症。

向來，治療酒精成癮症都是把重點放在戒酒或限酒切斷與酒的連結上，但是，貓頭鷹診所的酒精成癮症門診，並不特別要求病人減少酒量。除了用改變飲酒的方式，幫助每一個病人找出適合他們的酒量以外，還會教導正確飲酒的方法。

只要心意改變行動就會改變。即使不戒酒，只靠減少酒量仍然可以獲得很好的效果。

貓頭鷹診所的另一個挑戰是抗精神病長效針劑門診（Depot 門診）。

有一種叫做「XEPLION」的抗精神病藥物可以用來治療思覺失調症，只要每個月施打一次，就不用每天吃藥。

吃藥的話，總會有不小心就忘記吃的時候，但打針就不會有這種問題。不但能夠免去每天都要按時服藥的麻煩，對工作繁忙的商務人士來講更是方便。

XEPLION 的優點是，注射後的血中濃度變動較小，因此副作用也少。雖然施打 XEPLION 價格昂貴，但與每天都要吃藥的花費相比，每個月注射一次其實比較便宜。

貓頭鷹診所的病人大多工作非常繁忙，為了幫助其中因思覺失調症而受苦的人，才開始有長效針劑門診。只要原本就不排斥打針的人，我很推薦施打 XEPLION。

幫助病人從煩惱中解脫

精神疾病有各式各樣症狀，但與症狀無關，病人期望的事項如下：

- 希望能有幹勁
- 意欲能夠不低落
- 能夠與人建立關係
- 生活能夠自理
- 能夠獨自外出

不管是身體或是心理上的疾病，一旦生病，原本做得到的事情就變得做不到。這就是為什麼大家會覺得很痛苦的原因。

來貓頭鷹診所就醫的病人，幾乎都是因為人際關係上的煩惱才開始有心理上的疾病。但是，由於大多數的病人都是屬於個性認真的人，所以會抗拒將原因或問題說出來並承認這是主因。因此，進行心理諮商時，將會盡力協助病人陳述病情。其中，也有病患因著把事情說出來而減輕症狀或痊癒。

幫助病人把埋藏在心裡的煩惱說出來，是今後進行治療時的重點之一。藉由把事情說出來，通常病人自己就會察覺「啊，原來那是自己的問題啊」，況且，大多只要一知道原因，就能全力朝向解決問題的方向進行。

以前，精神科的基本功是「傾聽」。向來的做法都是著重於傾聽病患說什麼。但是，我認為這個做法已經不符合現代趨勢。

無論形成煩惱的原因是否為人際關係，最近我都會多多給予他們具體的建議。面對病患，我會以干涉的方式詢問他們：「這件事如果這樣去想，你覺得怎麼樣？」

但是，如果症狀過於嚴重，擔心對方產生自殺念頭時，我就會開藥。

因為有許多病患「希望藉由藥物減輕痛苦」。

如果情況是「因為失眠睡不著，為了身體著想，希望能夠服藥」，基於治療的需要，要求吃藥是沒有問題，但不能因為有藥可吃就可隨便亂吃。這樣往往都是治標不治本。

我會從各種不同的角度切入與病患更靠近，進而了解最根本的原因，藉此拯救更多病人從煩惱中解放出來。

要去寺廟？教會？還是精神科？

當工作或唸書遇到瓶頸時，不是有很多人都會到星巴克悠閒地喝杯咖啡轉換心情嗎？

如果精神科能夠被放在像是星巴克的地位，我覺得罹患憂鬱症的人應該會減少。只要感覺「有點難受啊，好痛苦啊」，不是去星巴克，而是去看醫生。要是日本能跟歐美國家一樣，把看精神科當作是一件理所當然的事情就好了。

無論是什麼樣的疾病，早期發現就能及早治療。特別是心理疾病，就算病情嚴重惡化，也無法像外科手術般把病灶整個摘除。

肉眼看不見的心理疾病必須一邊探索心靈深處一邊治療，病情愈嚴重，所花費的時間與金錢就愈多。因此，我建議最好及早接受治療。

此外，從預防醫學的角度來看，即使目前沒有任何煩惱或不安，還是可以去看看精神科。

「防止情緒低落」這句話會很奇怪嗎？不過，請大家思考一下，例如，平常沒有什麼機會能夠與人交談的人，希望可以跟某人聊天發洩一下情緒，或者想跟不是朋友的人對話交流而去看找專科，未嘗不是一件好事。

當然，我也擔心把去看精神科講得像是去「星巴克」一般，是把精神科的門檻降得太低，如果太輕易就進行精神疾病的診斷，可能就會產生不必要的醫療行為。

但是，如同有「可求助的寺廟」這句話一般，以前，寺廟或教會都是這些為煩惱所苦的人的避難所，但是，現在去寺廟或教會的人好像比較少。

歐美國家對於接受心理諮商的心理門檻很低。很多人接受心理諮商的目的不是為了治療精神疾病，單純只是想要調整好心靈狀態而已。就像許多大企業的老闆或專業的足球選手都有專屬的心理諮商師般廣受歡迎。在他們的認知裡面，心理諮商並不是病人在看的。

雖然醫學上沒有數據能夠證明接受心理諮商可預防心理疾病，不過，早期接受診斷還是能夠防止病情惡化或復發。

來做有趣的事情吧！

貓頭鷹診所的口號是「來做有趣的事情吧」。

在我心目中所謂有趣的事情即是充滿期待、好笑、大家能夠一起同樂的事。

不知不覺中，等我一回過神來，發現自己已經在思考並尋找有趣的事情了。或許說不定只有我自己覺得有趣，但若能把周圍的人都捲進來，一起同樂，充滿期待地共同歡笑的話就太棒了。

對我而言，這就是我理想中的人生。

今後，在我畢生事業之中最想做的事是「教育」。

例如，「現在有A學習法和B學習法。究竟哪一種學習法最有成效呢？」將這項實驗在大阪以一千人為單位分別實測。看哪一種學習法最具成效並有統計上的意義，然後請全體市民實踐該種學習法，就可提升大阪的實力。

如此一來，不就連帶能夠提升日本的實力嗎？如果能有這種有趣好玩的方法，光是想像就很令人興奮不是嗎？有一件事我一直覺得很不可思議。

醫學中的「Evidence Best Medicine（實證醫學）」是現代二十年至一百年左右的診療方法。

現在有A藥和B藥，究竟哪一種藥比較好，沒有人知道。所以在臨床實驗上，這兩種藥品會隨機挑選各一千人請他們服用，無論是服藥的民眾或給藥的醫護人員，都不會知道哪個實驗組吃了哪種藥。實驗後的結果，這組的血壓下降一〇 mmHg，那組的血壓下降二〇 mmHg，這種驗證型實驗，在醫藥界很常見。

但是，為何在教育界不比照辦理呢？

恐怕，若是用在教育界，年輕世代即使採用優秀的學習法仍然出現個體差異，就會被說是在做人體試驗吧。我想政府應該無法去做這種具有風險的事。

但藥物試驗不也一樣嗎？畢竟是用活生生的人體進行試驗，攸關一個人的生死。即便是「為了後代子孫著想」我覺得也是一樣……。

在醫學界，是由製藥公司出資進行藥物試驗。既然都是人體試驗，為何在教育界就不可行呢？我覺得實在太匪夷所思了。

若是可以不斷進行令人感到期待、有趣的實驗，日本應該能夠變得更有活力吧？這種時代若是來臨，罹患心理疾病的人肯定也會減少吧！

難得人類是一種擁有智慧的生物，應該要讓難能可貴的智慧變得更有意義、更加遍及各個角落。

希望以國家或各個都道府縣為單位，實施全民參與型的有趣試驗，以現階段來講或許還是太難了吧。

但是，千里之行始於足下。首先，身為一個「喜歡快樂事物」代表的我，將會續不斷尋求「有沒有什麼有趣的事」？「哪裡會有好玩的事」？

精神科容易給世人寧靜灰暗的印象，如果能有一間總是充滿歡笑、氛圍明亮開朗的精神科不是很好嗎？

我們貓頭鷹診所賺不了多少錢，條件也不是特別好，但從開業開始，卻有好幾位工作人員願意在此工作。後來新加入的成員也開開心心地融入我們。

這對我而言是很重要的存在。因此，我決定努力找出有趣的事情，不僅自己歡樂，也要跟全體工作人員一同盡情享樂。

如此情景，一定能夠對罹患心理疾病的人產生良好的影響。

結語

治療「心靈的感冒」不難！

心理疾病無法像施展魔法般，一次就痊癒。只能靠小小的成功體驗逐步累積。

只是，對於病人的心靈容易變得黑暗沉重的部分，我時常想著要是能夠多少做一點有趣的事就好了。

這是因為會來貓頭鷹診所就醫的都是心中有煩惱的人。工作人員總是說：「他們來的時候，每個人都『愁眉苦臉』。」

因為每個人心中都有煩惱，自然苦著一張臉，煩惱到受不了就來貓頭鷹診所。

即使只有一個人也好，把為煩惱所苦的病人和他的煩惱一起解決，盡可能地減少受苦的病人，不但是我的工作，同時也是我的使命。

那些頂著一張愁苦的臉，持續煩惱到真的沒有辦法時而來到貓頭鷹診所的人，幾乎每個人都是個性認真的好人。絕對不是那種個性隨便、內心骯髒、想要造成他人困擾、帶有惡意的人。

富有責任感，本性就很溫柔的人，是不可能會有「管他去死」的想法。正因為我非常清楚這一點，所以除了病症以外，也想跟對方一起思考解決煩惱的方法。我希望他們能夠把我當作「不然先找他聊聊看？」的對象。

我非常喜歡人類。會想成為一名精神科醫師，也是因為我非常喜歡人類的緣故。

只要是人，都會有煩惱，也會感冒。大家都一樣，沒有什麼特別的。心理疾病不過是心靈得到感冒而已，沒有什麼好丟臉的。無論是因感冒前來的病患，或者抱持著煩惱而來的病患，我都站在中立的立場，一視同仁地為他們看診。

精神分析學家西格蒙德・佛洛伊德（德語：Sigmund Freud）曾留下「根源性的不安」一詞。

人類打從降生到這個世界時，與生俱來就有不安感。這種不安感存在於母子之間。剛出生的時候，無論什麼事都無法依靠己力辦到，是一種弱小的存在。在這個時期如果沒有得到來自母親的愛，就很容易產生某些症狀。

至於每個人分別會產生什麼症狀，這種關乎心靈的奧秘，至今醫學上還無法闡明。

究竟不安會產生什麼令人難過的症狀？為何會如此折磨人？會傷害自己嗎？會讓人情緒低落嗎……？

為此，醫師必須和每一個病人直接面對面，一邊探索可能發生的症狀，一邊從中找出能夠安心的要點。

我每天都期盼貓頭鷹診所能夠成為一個「覺得心靈的狀態好像不太好」就能立刻前往的地方。就像「頭髮太長了很煩，就去美髮店剪掉」一般輕鬆無負擔，或是覺得「今天太累了，去咖啡廳放鬆一下」般，有個能夠讓心靈休憩的場所。

如果提在手上的東西很重，提帶就會陷入手指頭的肉裡，因著疼痛，通常都會先把東西放下吧？

心理疾病也是同樣道理。如果內心背負著無法承受的重擔，請先隨意把它放在一旁吧。

貓頭鷹診所就是為了成為大家的「心靈安置處」而存在的。

經常有人會說：「有必要做到這樣嗎？」

或許，我的工作動力也是來自「不安」吧？

只要是人，任誰都會有不安感。如果缺乏不安感，就算知道有危險也不懂得避開，人類豈不是滅亡了？

如果不好好控制佛洛伊德所說的「根源性的不安」，最後就會演變成憂鬱症或恐慌症。

人類的不安感原本是一種不會持續太久的情緒，若被不安感壓垮，就會無法動彈。

「人要做事才能活下去」，這就是「職能治療」（OT）的原則。

為了控制好自己的不安感，我可能無時無刻都在進行職能治療吧。

此外，「歡笑」應該也能減輕不安的情緒。

原本人類應該是一種最會對新的邂逅感到興奮愉快才對，如果您變得害怕外出、懼怕人群，要不要來貓頭鷹診所走走，放鬆一下心靈呢？來了之後肯定會改變您的想法，讓您覺得「實在太好笑了，怎樣都無所謂了啦」。

片上徹也

國家圖書館出版品預行編目資料

夜間 7~11 心靈食堂：向精神科醫師輕鬆傾訴，療癒內心的千瘡百孔／片上徹也著；羊主恩譯 -- 二版 . -- 臺北市 : 幸福綠光 , 2020.12
面；　公分

譯自：夜しか開かない精神科診療所

ISBN 978-986-96937-0-7 (平裝)
1. 精神醫學　2. 心理治療
415.95　　109018833

夜間 7~11 心靈食堂（原書名：貓頭鷹診所）

向精神科醫師輕鬆傾訴，療癒內心的千瘡百孔

作　　者：片上徹也
譯　　者：羊主恩
選　　書：莊佩璇
圖文整合：洪祥閔
責任編輯：何　喬
編輯顧問：洪美華
出　　版：幸福綠光股份有限公司
地　　址：台北市杭州南路一段 63 號 9 樓
電　　話：(02)23925338
傳　　真：(02)23925380
網　　址：www.thirdnature.com.tw
E-mail：reader@thirdnature.com.tw
印　　製：中原造像股份有限公司
二　　版：2020 年 12 月
郵撥帳號：50130123 幸福綠光股份有限公司
定　　價：新台幣 320 元（平裝）

ISBN 978-986-96937-0-7

總經銷：聯合發行股份有限公司
新北市新店區寶橋路 235 巷 6 弄 6 號 2 樓
電話：(02)29178022 傳真：(02)29156275